JN241510

脳と心が一瞬で整うシンプル習慣

60歳から頭はどんどんよくなる!

和田秀樹

飛鳥新社

はじめに

前頭葉《ぜんとうよう》を鍛えることで一生、頭をよくし続けられる

頭がよい、頭が悪いということについて、日本人には大きな誤解があるようです。たとえば、学歴です。

今、私は64歳になるのですが、東大の理科Ⅲ類に現役合格し、東大の医学部を卒業しているということで、今でも、「和田さん、頭いいんですよね」と言われることがあります。

でも、東大に合格したのは、もう45年も前の話です。東大時代はほとんど授業に出ていなかったので、同じ年にほかの大学も含めて、医学部を卒業した中では劣等生のほうだったと思います。

それで「頭がいい」と言われても、面《おも》はゆく感じてしまうわけです。

実際、このくらいの歳になると、東大医学部を卒業した中でも、残念な人は確かに

います。

ただ、世の中には、私の学歴も知らずに、私の本を読んで、「すごいことを聞いた」とか、「和田先生はとても頭がいい」と言ってくださる方もいます。

そういう話を聞くと本当に嬉しく思います。

私が仮に頭がよいのだとすれば、それは学歴によるものではなく、その後、勉強を続けてきたからだと信じています。私には、同じ東大医学部を出た人間の誰よりも勉強を続けてきたという自負があります。

もちろん、そんなことを言うと、「私は学生時代も大学を出てからも研究一筋で、ずっと勉強を続けてきた」という反論を受けそうです。

ただ、私の場合、専門分野以外も積極的に知識を仕入れるようにしていますし、四六時中いろいろとものを考える癖をつけているので、1000冊近くの本を書くこともできていますし、人から「話が面白い」と言われることも少なくありません。

つまり、私にとって「頭がよい」ということは、肩書が教授になったとか、何かの研究をなしとげたとかいうことでなく、人々に話が面白い、と言ってもらえることなのかもしれません。

確かに、この手の頭のよさは、社会人の間はそれほど役に立たないのかもしれません。同僚や部下に「面白い人」と言われても、出世やお金にはつながらないからです。ただ、64歳になってみると、「面白い人」と言われたほうが人も寄ってきます。ある一定のレベルより面白ければ、本を書く仕事も続けられます。

また、面白いかどうかはともかくとして、頭のよさを歳をとってから維持するために最も重要なものは、「意欲」だと私は信じています。

いくつになっても興味をもって情報を集め続けるとか、人と違う意見を言うためにあれこれとものを考えることというのは、意欲がなければできません。

ところが、その意欲は放っておくと、中高年以降、どんどん落ちてしまうのです。

それは、脳の「前頭葉《ぜんとうよう》」という部分に関連しています。

この前頭葉は40代、50代から萎縮《いしゅく》が目立ち始めます。縮んでいくのです。この前頭葉が意欲を司るとされているので、脳が老化することで意欲が落ちていってしまいます。

意欲が落ちると、勉強もおっくうになるので、残念ながら、そこからどんどん頭が悪くなってしまいます。認知症になるわけではないのですが、面白くない、つまり人がわざわざ話を聞くためには寄ってこないような人間になってしまうのです。

実は、面白い話をするための創造性や、自分にとって意外な情報を受け入れるための順応性も、前頭葉が司ると考えられています。

歳をとればとるほど、話がワンパターンになりがち（一回目は受けるかもしれませんが、それ以降は相手にされないでしょう）なのも、前例踏襲《とうしゅう》型《がた》になるのも、前頭葉の機能低下＝老化によるものと考えられます。

つまり、前頭葉が老化すると意欲もなくなるし、話も面白くなくなって、人が寄ってこなくなるということです。

それをどうやって防いでいくかが、本書の最大のテーマなのです。

いっぽうで、日本人は若い頃から前頭葉をほとんど使っていないし、前頭葉を鍛える教育をしていません。

高校までの基礎学力をつける教育はともかくとして、大学に入ってからの教育は、日本と欧米先進国ではまったく違います。日本では教授の言ったとおりのことを試験で書くと優がもらえるのに、欧米では教授に反論や議論ができるような人が優秀とされます。

上の言いなりになっていては、知識は増えても前頭葉は鍛えられません。常に別の答えを求めたり、既存の説に異論を唱えたりするような行動が前頭葉を鍛えるのです。会社でも、上の言いなりの人が出世しやすく、反論を提起するような人は煙たがられます。

要するに、若い人でも前頭葉をほとんど使うことがなく、権威や既存の説を信じ込む人が多いわけです。

逆に言うと、どんなに歳をとっても、ちゃんと前頭葉を鍛えれば、前頭葉を使うことのなかった若い人に、その機能では十分勝ち得るということです。

本書をヒントにして前頭葉を鍛えて、歳をとってもどんどん頭のよい人間になっていただければ、著者として幸甚この上ありません。

和田秀樹

60歳からどんどん頭はよくなる！
脳と心が一瞬で整うシンプル習慣
目次

第0章
何歳からでも人は頭をよくできる

第1章

ちょっとした習慣で脳はどんどん若返る

第2章 60歳からの知性とは「面白さ」と「品のよさ」

第3章 老いや病気と賢く向き合う

第4章

機嫌よく生きることは最高の知性

第0章

何歳からでも人は頭をよくできる

「頭のよさ」をつくるのに必要なのは、少しのテクニックと意欲だけ

60歳から頭がよくなると聞いて、そんなこと本当にあるの？と半信半疑でこの本を手にとった方もいることでしょう。「この歳になったら脳は衰える一方なのでは」「最近、物忘れも激しいし」「そもそも、自分は地頭がよくないから……」などという声が今にも聞こえてきそうです。

そんな方に声を大にしてお伝えしたいのが、**「少しのコツさえつかめば、誰だって頭はよくできる」「意欲さえあれば、賢い人になれる」**ということです。

私は『受験は要領』（ＰＨＰ文庫）をはじめ、受験生向けの著書もこれまでに多数上《じょう》

梓《し》してきました。そのなかで繰り返しお伝えしているのが、「受験を制するために必要なのは、ちょっとしたコツとテクニックである」ということです。

受験で勝つために、持って生まれた知能の高さなどは関係ありません。実際に、劣等生だった生徒が「受験を突破するためのテクニック」を習得したことで、難関大学に合格できたというケースは枚挙《まいきょ》に暇《いとま》がありません。

それと同じで、**60歳からの世代を生きる方々の「頭がよい」状態をつくるのに必要なのも、生まれつきの才能や知力などではありません。必要なのはちょっとしたコツや習慣だけ**なのです。

世の中には、できないことをできるようにするためのテクニックはきちんと存在します。大切なのはそれを知っているかどうか、そして実践できるかどうかだけだと思います。

たとえば私は通信教育を行っているなかで、日本語の読解力が不十分な子どもたちが多く、そのために勉強が進まないという現実に直面し、読解力を上げるためにはどうしたらよいか模索していました。そこでカリスマ予備校講師である出口汪氏が開発したシステムを取り入れ、子どもたちにやってもらってみたところ、彼らの読解力が飛躍的に向上したのです。

スポーツでも、音楽でも、芸術でも、人間関係でも、あらゆることに当てはまることですが、**本当はできるはずなのに、テクニックを知らないがためにできていない、ということはいくらでもあります**。

もし今あなたが、「自分はあまり頭がよくない」「知性があるように思えない」と悩んでいるのであれば、それはちょっとしたテクニックを知らないだけのこと。訓練次第で、いくらでも改善していくことができるのです。

これからの人生を賢く生きるために大切なのは、「知ること」「意欲を持つこと」の二つの能力だと思います。「情報格差」や「情弱（情報弱者）」という言葉にも表れているように、自分にとって有益な情報を得られるかどうかが、人生において非常に大きな分岐点になると言えるでしょう。この本を読むこともその一つとしてカウントしていただければ嬉しいですが、自分の人生のクオリティを上げるための情報収集に積極的になる、という姿勢が求められるのだと思います。

そして**意欲を持つということは、自分の望みを諦めないということ**です。そのためにはやる前から結果を決めつけないこと、そしてやってみてもしうまくいかなかったとしても、「またやり方を変えてみようかな」と軽やかに方向転換することが大切なのだと思います。恋愛だって、一人目、二人目……と告白してフラれても、あれこれとアプローチの仕方を変えることができれば、十人目にはＯＫをもらえるかもしれないものでしょう。それと同じことだと思います。

いくつになっても挑戦心を忘れない人は、あれこれとやり方を変えることを試すことができれば、心も頭も若々しくいられ、豊かな人生を送ることができます。ちょっと厳しい言い方になってしまうかもしれませんが、「自分はどうせダメだから」と先回りして望みを手放してしまうような生き方は、頭のよい生き方とは言えないのではないでしょうか。

「これからでも頭はよくなる」のだということを知り、そんな自分を信じて生きる人と、「これから自分の頭は悪くなるばかりだ」と諦めてしまった人とでは、今後の人生において、とんでもなく差がついていくでしょう。「これで賢くなったら儲けものだ」くらいの軽やかな気持ちでトライしてみることで、人生の幅が広がっていくはずです。

60歳から先は「頭がよい」の意味が変わる

これからの人生を豊かなものにしてくれる「シニア世代の頭のよさ」とは、一体どんなものなのでしょうか。

「頭がよいシニア」を目指す前に、逆説的ではありますが、まずは「頭が悪く見えてしまうシニア」とはどんな人なのかを理解しておく必要があります。

私が思う「残念ながら賢い印象を与えづらいシニア」とは、たとえば以下のような人たちです。

・感情のコントロールができず、ところかまわず怒りをぶちまける。

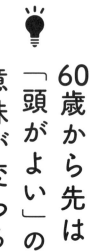

・「絶対に自分が正しい」と決めつけ、反対意見や異論を認めない。
・物事を「0か100か」「白か黒か」という究極の二択でしか考えられず、中庸《ちゅうよう》の精神や柔軟性といったものがない。
・テレビのコメンテーターの言っていることを鵜呑《うの》みにし、自分の意見をまったく持たない。
・言いたいことや考えがうまくまとまらない。
・変化を恐れて決まったルーティンのなかに閉じこもり、新しい挑戦に踏み出さない。
・「どうせ自分はダメだから」「もうこんな歳だから」とくよくよし、前向きに何かに挑戦することがない。
・自分に不足しているものばかりに目を向け、悲観的で、人生を楽しめない。

ざっとではありますが、このような特徴を持つ人たちは、残念ながら頭のよいシニアとは言えないな、賢く生きているとは言えないな、というのが私の見解です。

ということはつまり、これらと逆の人物像を目指せば、必然的に「頭のよい人」になっていくということです。

人生に対して前向きで、日々を楽しむことが上手。感情が落ち着いていて、ちょっとのことでは動揺せず、風格を漂わせる。そして、自分の軸や意見はしっかり持ちつつも、あらゆる考えを尊重し、理解を示すことができる。

そんなシニアがいたら、人間としての格の高さと、そこはかとない知性を感じませんか？　そして、ちょっとしたコツさえ掴めば、誰でもそんな人になることはできるのです。

頭をよくするためにまず大切なのは、**柔軟性**を持つということだと思います。**人間的にしなやかであるということは、シニア世代の方の知性に直結する**と私は感じています。

年齢を重ねてきたということは、さまざまな経験を積んできたということです。そのような豊かな人生経験を持つ人が、**意固地になったり、一つの答えに固執《こしつ》したりする様子は、とても知的とは言い難く、幼稚な印象を与えてしまう**でしょう。

私たちは学生時代、ただ一つの正解を答えられること、いわゆる「勉強ができる」ことが頭のよいことなのだと教育されてきました。あるいは組織や会社においても、結果や利益を効率的に出すため、ベストな方法を模索してきたことでしょう。ですからどうしても、たった一つの答えを求めがちで、「あれは間違っていてこれだけが正しいのだ」と決めつけたくなってしまうものです。

そこからは「どちらもあり得るんじゃないの」という選択肢が抜け落ちています。

60代以上の世代になったのであれば、そういった姿勢をちょっと見直し、「あっちも正しいかもしれないし、こっちも正しいかもしれないよね」というスタンスをとるようにしてみてください。**白か黒かでジャッジするのではなく、グレーも許容することができ、複数の可能性を認められる人は、人としての成熟度が高く、そして知的な印象を与えます**。

たとえば「どうやったら健康でいられるか」「どうやったら病気にならないか」ということに関しても、一つの答えに固執するのではなく、さまざまな選択肢を柔軟に取り入れようとすることは、人生の質に大いに関わってくると思います。

私は「ある程度の年齢になったら血圧や血糖値は高くてもよいことが珍しくない」と普段から主張しています。血圧を下げすぎると転倒のリスクが発生したり、無理やり血糖値を下げると活力が失われる場合があったりすることなどがその理由で、その人それぞれの体質や状況を鑑《かえり》みず、やみくもに正常値を求めることは危険だと考えているのです。

ところが日本の医者の9割以上は、血圧が高い人を見つけたら、何が何でも下げなくてはならないと決めつけています。そこには、「時と場合による」とか「人による」という柔軟さがありません。

私の主張に反論を受けることもありますが、私は決して血圧や血糖値を下げてはいけないと言っているのではなく、「血圧がいくつになったらこの薬を飲んで下げなければならない」と一律《いちりつ》に決めつけてしまうことが問題なのだと言っているのです。

医者の指示通りに薬を服用し、血圧を下げたら快適になったというのであればそれでよいですし、薬を飲んで具合が悪くなったというのなら、一旦服用を控えたり、飲む頻度を減らしたりすればいいのではないでしょうか。

特に医者の中には「これが絶対に正しい答えだ」と決めつけてしまう人が多いと感じますが、それが5年後、10年後に覆《くつがえ》っている可能性は大いにあるでしょう。だからこそ、**世の中には、答えはただ一つとは限らない場合があるのだということを忘れてはいけない**と思っています。

私が尊敬する、医学者で解剖学者の養老孟司先生は、「世の中、理屈通りにはいかないからね」と言いながら煙草をスパスパ吸っていて、あれだけ元気なわけです。私も同感です。特に長年医者として働いていると、本当に物事は定説通りにはいかないと感じます。

頭のよさというのは、言い換えれば応用力の高さです。だからこそ、一つの答えを求めることに固執しないこと、そして理屈や思惑《おもわく》通りに進まない場合もあるのだと受け入れ、切り替えていける柔軟性を持つことは、とても大切だと思います。そういった発想が持てる人は、時代とともに世の中の正解が移ろっていくなかでも、軽やかに対応することができるでしょう。

シニアの「頭のよさ」に学歴や肩書は関係ない

これは日本人の悪い癖だなと感じるのですが、頭のよさを固定的なものだと思いこんでいる方が多くいます。ですから何かというと皆さん、相手の肩書や学歴を知りたがるでしょう。

けれど、**たとえば有名大学を出ていることで人を評価するのは、相手が過去に受験勉強を得意としていたかどうかだけで、その人を評価してしまっていることになります。**

私は東京大学出身ということで、60代に入った今でも「すごいですね」と称賛されることがあります。確かに18歳当時の私は、受験勉強においてはそれなりに結果を出すことができたと言えるでしょう。しかしながら、未だにそれによって「頭がよい」と判断されることには、少々げんなりしてしまうのです。私が東大に合格したのは40年近く前のことですから、「それではこの40年間、私は成長していなかったということですか？」と相手に尋ねたくなってしまいます。

相手が過去に獲得した役職や学歴などによって、その人を勝ち組だと思い込むということは、その肩書を手にした時が、その人の人生のピークだと判断しているということになります。それはちょっとおかしな話ですよね。

あるいは60歳を過ぎても、「俺は東大を出たんだ」と威張っている人がいたとしたら、私なら「あなたはいつまで過去の栄光を引きずっているのですか？」という気持ちになってしまいますし、その人に対して、決して「賢い人」という印象を持つことは私はありません。

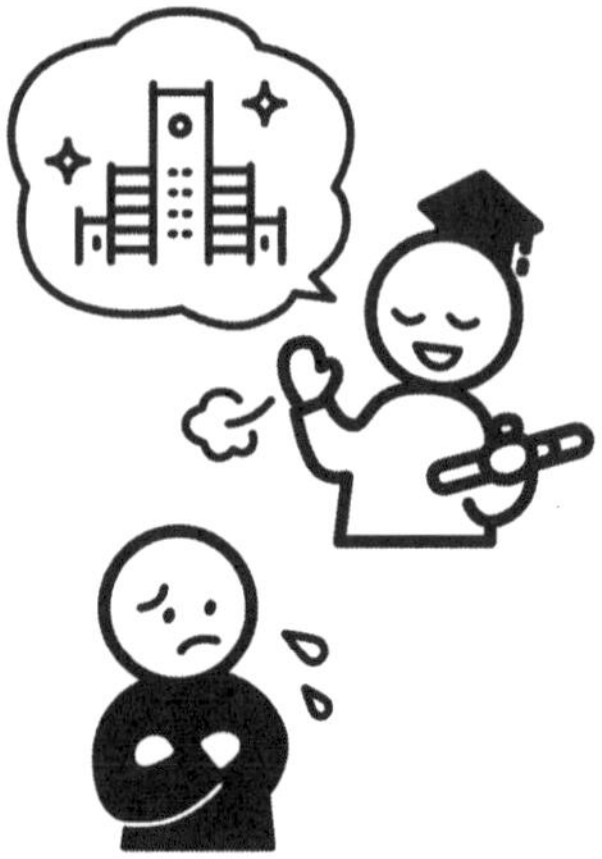

いつまでも過去の栄光を引きずっている人は、
知的とは言えない

人の知性とは、かつてどのような権威を手にできたかということではなく、一生、進歩し続けられるかどうか、というところにこそあるのです。

私は、**本当に頭がよい人というのは「ずっと進化し続けられる人」**だと思います。

昨日より今日、今日より明日、と自分をアップデートし続けられる人は、移ろう時代のなかでも、しなやかに、そして人生に満足しながら生きていくことができるでしょう。それこそが真の賢さだと思うのです。

前頭葉を活性化させれば頭も体も若くいられる

年齢を重ねるほど体も脳も衰えていくものだという考え方が一般的でしょう。だからこそ、この年齢からでも頭がよくなるということに、疑わしい思いを持つ方も多いかもしれません。

もちろん、体や脳の機能が加齢とともに衰えていくことは事実です。けれど、**高齢になっても体を鍛えれば筋力や体力がつくのと同じで、脳も鍛えることで、どんどん賢い人になることができる**のです。

ここで着目したいのが、脳の「前頭葉《ぜんとうよう》」と呼ばれる領域です。

前頭葉は、人間の感情をコントロールするとともに、自発性、意欲、クリエイティビティなどの分野を司る部位です。

言語理解などを司る側頭葉《そくとうよう》や、計算理解などを司る頭頂葉《とうちょうよう》といった部位の機能が、高齢になっても比較的衰えにくいのに比べ、前頭葉は、早い人では40代から縮んでしまうことがわかっています。

つまり医学的に見て、多くの場合、**人の脳は前頭葉から老化していく**ということです。

前頭葉は感情や意欲、創造性を担う部分ですから、このエリアの働きが悪くなると、感情のコントロールができなくなったり、感性が乏しくなったり、あるいは意欲や積極性が低下してしまったりということが起こります。

公共の場で怒りを噴出させている高齢の方は、前頭葉の機能が衰退してしまっている状態だと考えられます。

このような感情部分の衰えを皮切りに、やがて脳のほかの機能や体、そして見た目も老いていってしまうのです。

反対に言えば、**前頭葉を活性化させ、鍛えることで、人は若々しく、賢くいられるということです。それは体や見た目の老化の停止にもつながっていきます。**

たとえばお腹まわりをスッキリさせたいと思ったら、腹筋運動を頑張るのが効果的ですよね。それと同じく、脳も「どの部位を鍛えたいか」を意識し、それに合った行動をとることが大切なのです。

もちろん、読書をしたり、計算ドリルをしたりするのもよい習慣だと思います。ただ、「前頭葉を鍛える」ということに関しては、これらの行動は残念ながらあまり効果を発揮しません。

本書でその方法を詳しくお伝えしていきますが、**感情面を司る前頭葉の若さを保つためには、わくわくしながら前向きに生き、脳によい刺激を与えることが大切**です。

後ろ向きな思考をしていては、前頭葉は萎縮し、老化へと一直線でひた走っていくことになってしまいます。**「人生、意外となんとかなる」と開き直って明るく生きてこそ、脳も生き生きと働き出す**のです。

そして、常識や前例にとらわれず、新しいことに挑戦し続けることで、前頭葉はどんどん活発に働くようになります。だからこそ、毎日を実験するようなつもりで、「まだ知らなかった自分に出会う」ということを大切にしていただきたいと思います。

私は特に60歳以上の方に関して、この前頭葉を活性化させることは、非常に重要なポイントになると思っています。

前頭葉の若さを保つことは、頭や体のさまざまな機能の維持につながるのに加え、前頭葉の働きをよくするために効果的な思考や行動は、そのまま、老後の幸せな人生を送ることに直結するからです。

前頭葉を鍛えて、頭のよさと楽しい毎日、どちらも手に入れてみませんか？

年齢を重ねた今こそ、頭がよくなる伸びしろがある

ここまでのお話にも通じますが、私は、**60代から人生を向上させていくことは十分に可能ですし、むしろ、60代以降の方こそ、みるみる頭がよくなっていくポテンシャルを秘めている**と思っています。

まず、常識に縛られたり、誰かの指示に従ったりする必要がなくなるというのは、シニア世代の大きな強みです。

会社で働いていたりすれば、不本意ながら上からの指令に従わなくてはいけなかっ

たり、自分の気持ちを抑圧して周囲に合わせなければならなかったりといったことも多かったことでしょう。

前頭葉の栄養になるのは、創造性やクリエイティブな発想力であるにも関わらず、そのような状況下ではそれらは活性化されず、衰えていくばかりです。「言われたことをそのままこなす」「前例にそのまま倣《なら》う」ような生き方では、前頭葉は稼働しないため、どんどん働きが鈍くなっていってしまうのです。

そういった生き方から解き放たれ、**自由な感性を持つことを許されるというのは、シニア世代になることの醍醐味**だと思うのです。

我慢とストレスは脳にとって害悪以外の何物でもありません。せっかく「常識や制約にとらわれない自由」を持てるようになったのですから、胸を張って我が道を歩みましょう。それが前頭葉にとっての良薬になります。

そして、現役時代に比べて自由な時間が増えるのもまた、年齢を重ねることのメリットです。

私はよく、「**自分が天才になれるものを探すことが大切だ**」と言っています。

たとえば親御さんが私のところに小さなお子さんを連れてきて、「この子を天才にしたいんです」と言ってきたとき、私は「では100個くらい、習い事をさせてみたらどうですか」と答えています。100個習い事をさせてみれば、一つくらいは何かしら突出した才能を見せる可能性があるからです。

ピアノもスイミングも習字も苦手だった、でもダンスは異様に上手にできたとか、そういったことが起こり得るということです。

イチロー選手にしても大谷翔平選手にしても、野球に出会わなかったら、スポーツの得意なお兄さんとして人生を送っていたかもしれません。とにかく、自分がずば抜けた能力を発揮できるものに出会うということが大切なのです。

もちろん、100個習い事をしても、全部芳《かんば》しい結果に終わらなかったということもあるでしょう。けれど、**なにも試さないでいるよりは、天才になる確率ははるかに上がる**はずです。『101回目のプロポーズ』ではないですが、100個やってみて駄目だったら、101個目にまた挑戦すればよいのです。

自由な時間ができるということは、そのように、次々と新しいことに挑戦する余地があるということです。ですから本書で紹介する、頭をよくするためのメソッドにも、臆せずどんどんトライして、ご自分に合うものを探してみてください。

そして、60歳以上の方の強みは、なんといっても、豊かな経験知（経験したことによって培われた知識）を持っているということです。

60年以上も生きていれば、これまでに多くのことを経験し、学びを得てきたことでしょう。**何かについて語りたいとき、自分自身の経験と照らし合わせたり、あるいは織り交ぜたりしながら話ができるというのは、シニア世代の方の武器**であると言えます。そこには強い説得力が生まれます。

長く生きてきたからこそ浮かぶ発想があり、言える言葉があります。そのことに自信を持ってください。

年齢を重ねた方の頭のよさというのは、「連続性」にあると思います。これまでの豊かな経験を生かして、今起きている出来事と結び付けて考えることができる。要は、長い流れの中で物事を見つめることができるということです。

これは英語学者で哲学者の渡部昇一さんに聞いた話なのですが、かつて円高で不況になり、日本中がその状況を悲観していたとき、昭和天皇は「円が高くて何が悪いのか」と仰ったと言います。

昭和天皇は、戦前、1ドルが2円だった時代を知っておられたわけです。だからこそ、円の価値が高くなったということは国力が強まったことにほかならないということを理解されていたのです。そのような発想は、長い歴史の中で生きておられたからこそ思い浮かぶものだと思います。

長く生きるほど、長いスパンで物事を見ることができるようになります。

目の前の出来事に翻弄《ほんろう》され、一喜一憂するのではなく、もっと広い視点で物事と向き合うことができる。その姿勢はそのまま、人としての成熟さや賢さに結び付くでしょう。

自分なりの考えを持てる人には知性と魅力がある

そしてまた、「自分なりの考えを持っている」ということもまた、頭がよいシニアの特徴だと感じます。

ＰＣやスマートフォンが普及し、調べたいことに誰もが一瞬でアクセスできるようになった今、博識な人、物知りな人＝賢い人、という図式は成り立たなくなったと感じます。大切なのは知識の量ではなく、得た知識を自分なりに解釈することなのです。

私は、**これから重宝される頭のよさとは、「自分ならではの発想ができる」「ちょっと面白いことを思いつく」ということ**ではないかなと思っています。

60代に突入した私が将来的に目指したいと思っているのは、「話の面白いシニア」です。一風《いっぷう》変わったアイディアを生み出せたり、ちょっと洒落《しゃれ》たことが言えたり、そういう人になりたいなと考えながら日々努力を重ねています。

もちろん、TPOをわきまえず身勝手に振る舞うなどということではなくて、**常識にとらわれずに、自由な発想を楽しめるのは、シニア世代の特権**だと思っているのです。

このような真の頭のよさに、肩書や学歴は関係ありません。逆に言うと、「自分はもう、十分な地位を得たから」と安心しきってしまうと、いわゆる思考停止の状態になってしまい、みずみずしい発想力には恵まれなくなってしまいます。

たとえば学者の能力というのは本来、「どの役職や地位を得られたか」によってではなく、「どのくらい面白い論文を現役で書き続けているか」、あるいは「論文の内容が、どのくらい世の中に影響を与えているか」で判断されるものです。

つまり、**「面白く、斬新な研究成果を示すことで、いかに世の中をあっと言わせてい**

るかどうか」が重要なのです。

ところが日本の大学教授は、教授になるまでは必死に勉強するものの、ひとたびその地位を得られたらもう上がり、とばかりに、それ以降は勉強しなくなるパターンが非常に多い。私は仕事柄、東大教授と名乗る人たちが就任後に努力を怠り、しぼんでいってしまったようなケースを多々見てきましたが、これはとても残念なことだと思います。

反対に、**「あの人は、昔はなんだかうだつが上がらない人だったけれど、最近話したら、めちゃくちゃ面白い人になっていた！」というような人こそが、真に頭のよい人**だと言えるでしょう。ずっと止まらずに進化し続けているのですから。

面白さやユニークさは、日々のちょっとした習慣や訓練によって身につけられるものので、本書でもその方法をたくさん紹介しています。

電通ヘルスケアチームが２０２３年に行った調査において、**「幸せ度」は男女ともに60代が最も高い**ことが判明しました。※

60代という世代は多幸感に包まれる、人生最高の時期なのです。精神的な余裕が持てれば大いに柔軟性もアップしますし、それが豊かな発想力にもつながっていくでしょう。だからこそ、年齢を重ねたことを引け目に感じるなど、非常にもったいないことです。「この年齢の自分だからこそ浮かんでくる考えがあるんだ」と、大いに自信を持ってください。

そしてまた、あなたがどんなに「自分のこれまでの人生は平凡なもので、取り立てて面白みのないものだったから」と思っていたとしても、決してそんなことはありません。ほかの人からしてみれば、それはあなただけが紡ぐことのできた唯一無二の物語であり、素敵なドラマです。ですから**自分が歩んできた道のりや、積み重ねてきた経験を誇りに思うべきなのです**。重要なのは、あなたのそんな個性や独自性を引き出し、表現するための、ちょっとしたコツを知ることだけです。

ぜひ、「あの人の言うことは面白い！」と思われる素敵なシニアを目指していきましょう。

※第17回「ウェルネス1万人調査」（2023年6月9日〜12日の4日間で全国20〜60代の男女計1万人を対象にインターネットにて実施）

高齢になってから人生のピークを迎えた人たち

60歳というと、ひと昔前には定年退職の年齢として設定されていたこともあり、「第一線を退く年齢」というイメージを持つ方もいるかもしれません。

けれど実際には、ここまでお話ししてきたように、シニア世代の方は多くの可能性を内に秘めていますし、**仮に過去に華やかな学歴や肩書などを得ていなかったとしても、70代、80代、時には90代になってから華々《はなばな》しい活躍をしたり、世の中に大きな影響を与えたりした方は大勢います。**

大切なのは、「**明日は今日の自分を超えていこう**」という思いで前進し続けること。

そういう人は「頭をよくしよう」と決意すれば、何歳であってもどんどん知力を増していくことができますし、限界突破していくことだってできるでしょう。

ここで、年齢を重ねてから人生のピークを迎えた方々の例をいくつかお話ししましょう。

２０２４年4月に、日本航空（ＪＡＬ）初の女性社長として就任された鳥取三津子《とっとりみつこ》さんは、もともとは客室乗務員として同社に入社した方でした。女性社長だけでなく、ＣＡ出身の方の社長就任も、同社にとって初めてのこととなります。

鳥取さんは長崎県の活水《かっすい》女子短期大学英文科の出身で、決して高学歴というわけではありません。この本を書いている２０２４年現在、彼女は59歳。社会人になってからの約40年の間にずっとご自身を磨き続け、経営者としての哲学とスキルを身につけてきたのでしょう。

また、歴史上の偉人で言うと、たとえば**初めて日本地図の作成に乗り出した伊能忠敬（１７４５年〜１８１８年）も、遅咲きの人物として有名**です。

「人生50年」と言われていた時代、忠敬は50歳という高齢で天文学に弟子入りし、測量・天文観測を本格的に学び始めました。その後、56歳から測量の旅に出て、71歳になるまで17年かけて日本全国を測量したのです。そして73歳の没後、彼の遺志を継いだ弟子たちが『大日本《だいにっぽん》沿海《えんかい》輿地《よち》全図《ぜんず》』を完成させています。

弱まった足腰で日本中を歩き回ることにどれほどの労を要するかは、決して想像に難くはないでしょう。年齢を言い訳にしなかった忠敬のバイタリティが今の地図の礎《いしずえ》を築いたのだと考えると、感じ入るものがあるのではないでしょうか。

ほかにも、**人生終盤で絶頂を迎えた人はたくさんいます。歴史上の偉人の多くが、実は遅咲きなのです**。

人生にはいくらでも形勢逆転のきっかけが転がっています。ですから、「もうこんな歳だから」とか「学歴や肩書がないから」「取り立てて秀でたものがないから」などと言って自分の限界を決めてしまうのは、とてももったいないことだと思います。

積み重ねてきた年齢と人生経験を武器に、花開くときを信じてください。

諦めさえしなければ、人は何歳からだって発展し続けられるし、一生頭をよくし続けられるのです。

人生のクライマックスはシニアになってからのほうがきっと楽しい

続いて、海外の事業家の例も見てみましょう。

一人目は、マクドナルドのフランチャイズ事業の創業者であるレイ・クロック（1902年～1984年）です。クロックは15歳で高校を中退した後、紙コップのセールスマンや不動産業など、数々の職業を経験しました。

マクドナルド兄弟が経営する小さなバーガーショップに魅了されたクロックが、「必ずこのフランチャイズ事業は成功する」と起業を決意したのは52歳の時。一般的にはかなりのスロースタートと言えるでしょう。

クロックはチェーン展開の成功を確信してはいたものの、その道のりは困難を極めました。マクドナルド兄弟の裏切りに遭ったり、借金を背負ったり、資金難に陥ったりといった幾多《いくた》の苦難を乗り越え、無事にマクドナルドの株式公開を達成した時、彼は63歳。起業に乗り出してから、実に10年越しの悲願達成でした。

さらにクロックは、野球好きも高じて、72歳の時にはメジャーリーグのサンディエゴ・パドレスのオーナーにも就任するなど、シニア世代になってからも活躍の幅を広げました。

彼が遺した、「**信念と継続だけが全能である**」という言葉は、私が本書読者の皆さんにそのままお伝えしたい言葉でもあります。

仮に満足のいく学歴や肩書をこれまでに得ていなかったとしても、年齢を重ねていたとしても、それらは何のハンディにもなり得ません。人生を変えるために必要なのは、自らを突き動かす情熱、そして「私ならできる」という思いを持ち続けることだけなのではないでしょうか。**信念を持って適切な努力を続ければ、必ず状況は変わっ**

ていくはずです。

同じファストフード業界で言うと、ケンタッキー・フライドチキンの創業者であるカーネル・サンダース（1890年〜1980年）も、遅咲きの事業成功者として有名ですね。

6歳で父親を亡くしたサンダースは、幼くして弟と妹の世話に明け暮れ、自身も小学校に通いながら働き始めます。14歳の時には母親の再婚相手との折り合いが悪く、中学校を辞めて家出するなど、若い頃からかなり波乱に満ちた人生を送っていたと言えるでしょう。

サンダースが生涯を通して経験した職業は、実に40以上と言われています。

働くことは大好きで努力家だったものの、彼は決して要領がよいとは言えないタイプで、運にも恵まれませんでした。

たとえば30代の時だけでも、ガスライト製造会社を立ち上げた直後に電気ライトが登場し事業が頓挫《とんざ》する、その後タイヤの営業マンとなりトップセールスを誇っていたものの、車の事故で重傷を負い退職を余儀《よぎ》をなくされる、さらにその後、経営に乗り出したガソリンスタンドが大恐慌のあおりを受けて倒産する……といったように、数々の災難に見舞われています。

そして42歳で初めてフライドチキンの提供に乗り出してからも、レストランが火事で全焼するなど、悲劇的なトラブルは絶えることがありませんでした。

ありとあらゆる困難に見舞われるなか、やっとの思いで軌道に乗せた国道沿いのレストランも、その後、近くに高速道路が完成したことで一気に客足が遠のいてしまいます。泣く泣く店を手放す決意を固めたとき、サンダースは65歳になっていました。

65歳というのは、当時としては相当な高齢です。**老人と呼べる年齢になってから、夢も財産も失い、無一文になるという大苦境に立たされたサンダースでしたが、「きっと自分のチキンでたくさんの人を幸せにできる」という思いは、決して潰《つい》えることがありませんでした。**

中古の車にチキンを調理するための圧力釜と秘伝のスパイスを積み、家族とともに車中泊をしながら、サンダースはアメリカ中のレストランを周って、自慢のチキンの売り込みをしたのです。ほとんどの人が見向きもせず、ようやく初めての契約を取り付けることができたのは、実に1010回目の営業でのことだったと言われています。

それを皮切りとして、ケンタッキー・フライドチキンはわずか8年の間に600店にまで店舗を拡大しました。

サンダースは74歳で経営の第一線を退きましたが、自分のレシピが守られているかどうかをチェックするために世界中の店舗を飛び回るなど、精力的に活動を続けました。余談ですが、レシピに忠実に調理をしている日本の店舗は、特にサンダースのお気に入りだったそうです。

ざっと駆け足でお話ししただけでも、サンダースの人生が花開くまでの道のりが、いかに長く、険しいものであったかが十分すぎるほど伝わるでしょう。何度も降りかかってくる災難に彼がくじけて人生を諦めていたら、世界中でこんなにも愛されているケンタッキーが、この世に誕生することはなかったのです。

サンダースの原動力であった不屈の精神は、高齢となって苦境に立たされたなかでも衰えませんでした。むしろ私には、**彼が年齢を重ねるほどに、「このまま終わってたまるか」と、一層熱く魂を燃やしていた**ように思えてならないのです。

ここまで紹介してきた方々のように、**人生のクライマックスは遅い時期に訪れるほうがはるかに楽しい**と思います。**紆余曲折を経てつかみ取った成功はとても尊いものですし、「何歳になっても人は輝けるのだ」と証明することは、のちに続く人たちへのエールとなります。**

年齢とともに衰えていくものは確かにあります。けれど、年を重ねるということは、経験や知恵を積み重ねるということ。**長い人生をかけて蓄積してきたものは、若者たちには決して太刀《たち》打《う》ちできない、シニア世代の方々の財産**です。

そして、人生を何周もしてきたからこその精神的な強さもまた、シニア世代の方の大きな武器と言えるのではないでしょうか。

人生経験の乏しい人は、ちょっとしたことで慌てふためいたり、揺れ動いたりするものです。

一方、これまで数々の山や谷、荒波を超えてきたシニア世代の方々には、ちょっとやそっとのことでは動じない強靭《きょうじん》さが備わっているはずです。トラブルが起きても「どうにかなる」「これくらい大したことない」と、どっしりと構えることができるでしょう。

そのような**不動のタフさがある人は知性を感じさせますし、めげずに何度でも挑戦し続けることで、人生を切り拓いていくことができる**と思います。

「この歳だから何もできない」という思考から、「この歳だからこそできることがある」という思考に、たった今から切り替えましょう。そこから大きく人生の可能性が広がっていくはずです。

自分で自分を幸せにできることこそ、本当の賢さ

「頭のよさ」の定義を、社会的地位や学歴、地位、年収などに置いてしまうと、大多数の人にとって、頭がよくい続けることはとても難しく、人生が窮屈なものになってしまいます。

でも、仮にそれらのものを持ちえなかったとしても、例えばすばらしく独創性のある発想を生み出したりしたことで、とんでもないお金持ちが「ぜひあなたの話を聞きたい」と訪れてくるような人になるほうが、よほど人生は刺激的で、豊かなものになるのではないでしょうか。

組織を離れ、一人の人間として生きていくことになったときに重要なのは、どれだけ人としての厚みや面白みがあるかどうか、魅力的かどうかということであり、そこにこそ本当の頭のよさが表れるのだと思います。

そして、「そんな自分になろう」と努力を続けるということはすなわち、自分の進化を一生信じ続けるということです。

そこに、「自分はもう年だから」「どうせ自分には無理だから」といった後ろ向きな思いは一切ありません。

私は、**賢い人というのは、「自分だってやればできる」という希望と自信を抱ける人のこと**だと思っています。実際に学生を例に見てみても、成績のよい生徒ほど、「結果が出なかったらどうしよう」などというネガティブな考えにとらわれることなく、「きっと自分の努力は報われるはずだ」と前向きな思いで勉強に打ち込んでいるものです。

私が尊敬する方はみな例外なく、自分のことを信じている人です。

今の自分だからできることがあると信じ、素直に努力できる人は、頭や心、体や見た目がどんどん若返っていくだけでなく、困難や逆境も乗り越え、明るい未来を引き寄せることができるでしょう。

私自身の話をすると、自分はいわゆる発達障害だと思いますが、精神科の医者として何十年も従事しているうちに、それなりに話もうまくできるようになり、コミュニケーションスキルも高くなってきたと自負しています。

適切な努力を続ければ、人は必ず変われます。

そして、本書は「頭がよくなる」ことを目的とした本ではありますが、**「頭がよくなる」ということは、あくまで「もっと幸せな人生を送るため」の手段であり、プロセスに過ぎない**ということをお伝えしておきたいと思います。

たとえば、「東大に受からなければ人生終わりだ」と思い詰め、東大に入ることを人生の最終目標のようにとらえている受験生がいれば、私は「東大に入ったあと何をしたいか、しっかり考えよう」とアドバイスするようにしています。

東大に入るのは、あくまでよりよい人生を送るための通過点に過ぎません。合格したところで満足してしまえば、そこでその生徒の成長はストップするということになってしまいます。

「ビリでもいいから開成中学に入りたい」と思っている生徒は、開成中学に入った時点で最終目標を達成したことになってしまい、結局ビリのまま終わってしまうというケースがあります。それよりも、偏差値は多少下がったとしても、次点の中学の上位にいたほうが、東大に合格する確率は上がります。

そして、たとえ開成に落ちても東大に落ちても、それ以降の人生において、いくらでも挽回のチャンスはあります。なぜなら受験は、通過点の一つにしか過ぎないからです。浪人するという選択肢もあるし、別の学校に行って勉学に励むという選択肢もあります。就職してからも、もちろんもっとその先でも、いくらでもリベンジの機会はあるでしょう。

ここでは受験を例にとりましたが、シニア世代の方も同じです。**私たちの人生の目標は幸せになることであり、たいていの失敗は、案外大したことがないのです。人生を諦めさえしなければ、いくらだって人は生まれ変われます。**

私は**「頭のよさ」というのは、突き詰めれば、自分で自分を幸せにできる能力のこと**だと思っています。

世の中を見渡せば、ネガティブにさせるような要素はいっぱい転がっています。手に入らないものについて嘆いたり、老いること、死ぬことを不安に思ってしまったりするのも無理のないことでしょう。

そういったなかで、どれだけマイナスな感情をコントロールし、生き生きとした気分で毎日を過ごせるか、幸せな明日を信じられるかということにこそ、一人ひとりの知性が表れるのではないかと思うのです。

周りから見て賢い人になるというのももちろん大切なことですし、知性を褒められ

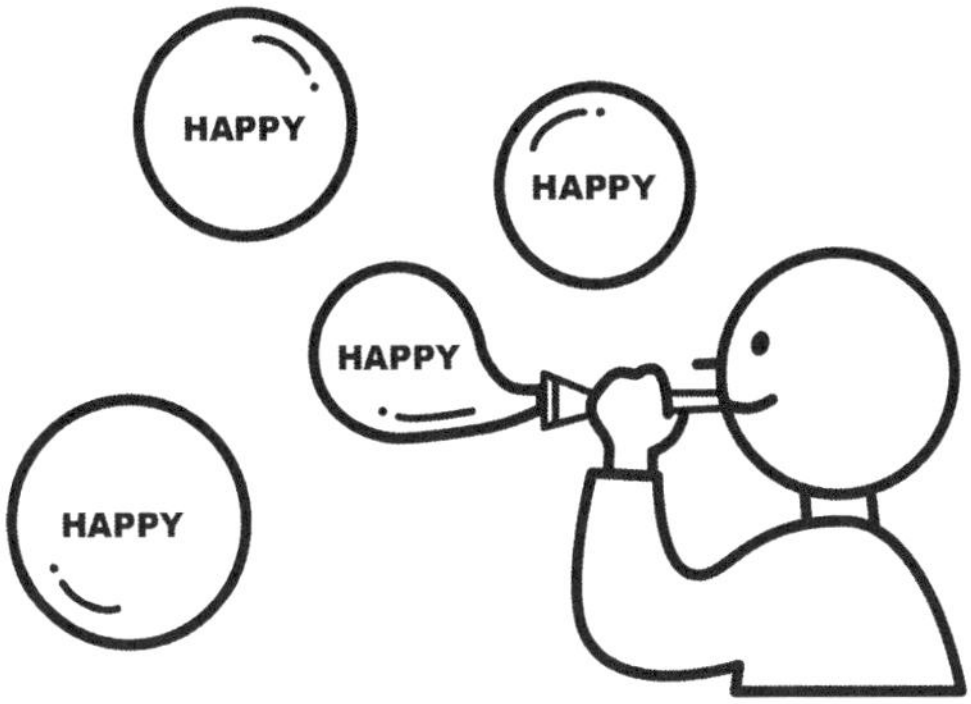

自分で自分の幸せをつくり出せることこそ、本当の賢さ

て悪い気がする人はあまりいないでしょう。この本に書いてあることを実践していただければ、「あの人、頭がいいね」と言われるようにもなるのではないかと思います。

けれど、せっかくさまざまな制約から解放され、自由に生きられるようになった今、人からどう思われるかを過剰に気にするよりも、どうやったら自分が楽しく、心地よく生きられるかを追求するほうが、ずっと前向きで素敵な人生だと思いませんか？

他者や環境に依存せず、自分で自分の幸福をつくれる。それこそが究極の賢さだと思います。

第1章

ちょっとした習慣で脳はどんどん若返る

若い時より脳の働きをよくするのは十分可能なこと

意外かもしれませんが、先にお伝えしたように、**脳はいくつになっても鍛えることができます**。

これまで、脳は年齢とともに衰えていくものだから仕方ない、と諦めていた方も多いことでしょう。

実際に専門家たちの間でも、20世紀まではそのように思われていました。脳の神経細胞は成人になってからは減る一方で、その後、増えることはないと信じられていたのです。必然的に、大人になれば記憶力も衰えるものと思われるようになりました。

ところが2000年、ロンドン大学の認知神経学の研究者、エレノア・マグワイアー博士がこの常識を覆し、**「脳の神経細胞は、大人になっても増えることがある」**と報告したのです。

ことの発端《ほったん》は、マグワイアー博士が、ロンドン市中を走行するタクシー運転手たちの優れた記憶力に興味をもったことでした。

ベテラン運転手たちは、ロンドンの複雑な路地や裏道を詳細に記憶し、そのうえで、時間帯によって変わる道路の混み具合なども加味しながら、毎回、最適なルートを導き出しています。

その驚異的な記憶力に関心を抱いた博士が、タクシー運転手と一般の人たちとの脳の比較研究をした結果、運転手たちの脳の「海馬《かいば》（記憶を司る部位）」が、一般の人たちより大きく発達していることを発見したのです。

特に長年従事している運転手ほどその度合いは大きく、運転手歴30年を超えるベテランは、海馬の体積が実に3％も増えていました。

ベテランの運転手の脳内には、緻密《ちみつ》な道路地図が見事にインプットされています。彼は毎日、乗客から目的地を告げられるたびに、その詳細な地図を思い浮かべながらベストな行き方を想定します。そのような、「情報を記憶し、それを引き出す」という作業を長年にわたって積み重ねてきた結果、彼の海馬の神経細胞は増え、大きく発達していたというわけです。

このように、**脳は訓練次第で何歳からでも発達しますし、このベテラン運転手の例のように、若い頃より記憶の容量を増やしたり、働きをよくしたりすることだって十分に可能なのです**。

筋力と同じように、記憶力も思考力も、使わなければ当然衰えていきます。だからこそ、「もう歳だから」とマイナスな自己暗示をかけて諦めるのではなく、「まだまだこれから」と前向きな気持ちで脳を鍛えていくことが大切です。そうすれば自ずと結果はついてきますし、理想を持つことで毎日に張りも生まれてくるでしょう。

前頭葉を鍛えるほどに老化は止まり、頭はよくなる

ここからは、頭をよくするための基礎トレーニング編として、主に前頭葉を活発化させるために効果的な習慣や思考を中心にお話をしていきたいと思います。

冒頭でも触れたように、前頭葉とは、感情や意欲、創作性などを司る部位です。そのためここが衰えることで、感情の抑制《よくせい》が利かなくなる、感情が老化する、意欲が低下し後ろ向きな考え方になる、新しい発想が浮かばなくなる、クリエイティブなことができなくなる、といったことが起こり得ます。

つまり逆に言えば、**前頭葉を鍛えることで、感情のコントロールができるようになる、いつも感情豊かで前向きでいられる、新しい発想やアイディアに恵まれやすくなる**、ということになるのです。

「人は感情から老いる」というように、人の老化は前頭葉から始まります。だからこそ、意識的に感情豊かに過ごすことで前頭葉を鍛え、若さを保つように心がければ、頭や体、見た目の老化も食い止められるようになるのです。

また、柔軟性も上がりますので、適応力、応用力も高まり、想定外のトラブルなどが起きた時にも、慌てることなく冷静に対処することができるでしょう。それはそのまま、人としての賢さや器の大きさにつながると思います。

人間は進化の過程において、前頭葉を発達させてきたことで動物の中での強者という位置づけになりました。前頭葉は直接、生存には関係ない部位と思われがちですが、進化するためには切り離して考えられない部位なのです。この領域は、変化への対応を司る、いわば**人間らしさと考えられるものの源**でもあります。せっかく人として生まれ、大きな前頭葉に恵まれたのですから、それを使いこなさないのは宝の持ち腐れになってしまいます。

前頭葉が喜ぶのは、新しい刺激や、なかったものを生み出そうとするような思考です。既存の型やルーティンを打ち破ろうとするときにこそ、前頭葉は生き生きと稼働し、活性化します。

日本では残念ながら、幼い頃から大人になったあとも一貫して、前頭葉を鍛える機会を持ちにくいのが現状です。先生や上司から指示されたことを従順に受け入れ、言われたままに行動するような姿勢がよしとされる風潮の国だからです。

こういった前例踏襲《とうしゅう》主義の生き方をしている限り、前頭葉の機能を高めるのは非常に難しいでしょう。人から言われたことをこなすだけの過ごし方では、脳はマンネリ状態になり、どんどん萎縮《いしゅく》してしまいます。

頭をよくしたいなら、「右向け右」的な生き方を手放すことが肝要です。前頭葉は、自由でのびのびとした生き方や感性、思考のもとでこそ、のびやかに解放されるものだからです。

新しいお店、新しい趣味……
前頭葉は「新しい経験」が大好き

なじみの店、なじみの道、なじみの商品……そんな存在は心強く、また、気持ちも安定させてくれるものです。

ただ、**頭をよくしたいと思ったなら、ぜひ、慣れ親しんだ世界を飛び出して、新しい経験を日々に取り入れるという姿勢を大事にしてください**。親しみを感じる環境はほっとできるものですし、それはそれで大事にしていただければと思いますが、前頭葉に楽をさせることで、それが衰えてしまいます。

私たち人間は、意識しようとしていないと、楽なほうに流されてしまうもの。けれど、だからといって気心知れた人とばかり接したり、安心できる環境にばかり身を置いたりしていると、柔軟性や応用力は磨かれず、クリエイティブな力も伸びていきません。

自分が想定できる範囲でしか生きていなければ、新たな刺激を受けられなくなった脳は、どんどん衰えていってしまうのです。

たとえば、いつもと違う道を通ってみる、これまでとは違う音楽や本のジャンルに触れてみる、毛嫌いしていないで、若者が親しんでいる文化にも触れてみる。そういったことでも十分です。

前頭葉は新しいものに反応しますから、未知の何かに触れるたびに、どんどん脳にエネルギーをチャージすることができるでしょう。

新しいことへの挑戦は、時に不安も伴うと思います。でも、ちょっと勇気を出してその一歩を踏み出してみることで、脳の若返りのチャンスを得るとともに、今まで知らなかった自分にも出会うことができるのです。

想定外のことが起きるたび、脳は若返っていく

人間は長い進化の過程において、「なかったことをやろうとすること」によって前頭葉を発達させてきました。

体の大きさや頑丈さといったものに関しては他の生物に劣っている人間が、自然界で生き延びるためには、知恵を働かせ、どんどんやり方を変えていく必要があったのでしょう。

そういった性質を持つ前頭葉は、「想定外のこと」「予測不可能なこと」が起きたときに、その真価を発揮します。つまり、**予期していなかったハプニングなどに対応す**

るとき、人の前頭葉は刺激され、鍛えられるということです。

ですから、変化やハプニングを恐れず、毎日を冒険するつもりで過ごしてみてください。行ったことのない場所に行ってみたり、読んだことのないジャンルの本にトライしてみたり……思い切って新規開拓してみましょう。

ずっと同じところに留まっているのは、いわば「精神的な引きこもり」です。ですから**日常のなかに、意図的に想定外のことを増やしてみてください**。「自分の予想がつかないこと」は刺激的で心をドキドキさせてくれるものですが、同じように脳も刺激を受けるのです。

変化することは面倒なものですし、安全な場所に留まっていたいと思うのは当たり前です。でも安穏《あんのん》に生きたいと願い、固定化されたルーティンのなかに閉じこもっているばかりでは、脳の若返りのチャンスは得にくくなってしまいます。

そして**望まないトラブルが起きたときも、「脳が活性化されるチャンスを得たのだ」と前向きにとらえてください**。あなたが予想外の出来事に懸命に対処しようとしているそのとき、脳は大喜びしているはずです。

「まずは試してみよう」と思える人の脳はよく働く

賢さの一つとして、柔軟性を持つことが大切だとお話をしました。

私の老年医学の経験では、こだわりや決めつけが強く、物事を型通りに進めようとする人に比べ、**思考が柔軟で、臨機応変に対応できる人は、一般的にボケにくくなる**ことを痛感しています。

「頑固老人」という言葉もあるように、年齢を重ねてきたからこその経験知やプライドによって、つい頑《かたく》なになってしまったり、何かを決めつけたくなってしまったりすることもあるでしょう。

けれど、「これが絶対正しい」「これ以外は認めない」という強情さは、脳の老化を早めてしまいます。年齢を重ねた今こそ、あらゆるものに関心を持ち、ちょっと歩み寄ってみるような素直さ、度量の大きさを持つことが大切だと思います。

たとえばコンピュータ上で自然な会話が楽しめるAIツール、ChatGPT《チャットジーピーティー》に関しても、「そんなものは邪道だ」と最初から拒絶するのではなく、「最先端の技術の力を借りて、今できないことができるようになったらいいな」というくらいの柔軟さや好奇心を持って取り入れてみる。そんな姿勢で向き合えば、難解な文章をわかりやすく提示してくれたり、あるいは人生の悩みにも的確な答えをくれたりして、目から鱗《うろこ》が落ちるような思いをするかもしれません。

何事にもそのような軽やかなスタンスで向き合えるようになると、脳が喜んでフル回転するだけでなく、人生の選択肢や幅も広がっていきます。

好奇心の強さや「なんでもやってみよう」と思える身軽さは、脳の老化を遅らせますし、物事の成功の確率も高めてくれます。とにかく、どんなことでもまずは挑戦してみようとする軽やかさが大切なのだと思います。

セブン&アイ・ホールディングスの元会長であり「コンビニの父」と呼ばれる鈴木敏文さんは、「何事も試してみなければわからない」という発想のもと、経営に当たっていました。

たとえば、一般的にはおでんは、秋冬に売られる商品というイメージが強いと思います。そのようななか、鈴木氏が、「試してみなければわからない」と暑い時期のおでんの売れ行きについての検証に乗り出した結果、夏でも気温（室温）25℃以下の日は、みな「今日は寒い」という感覚になるため、おでんがよく売れることがわかったそうです。※

さらに鈴木氏は、「コンドームを棚の上の方に置いたときと下の方に置いたときとで売れ行きが変わるかもしれない」という仮説を思いつけば、全店舗でそれを試しています。その結果、コンドームは低い位置にある方が売れることが判明したそうです。

彼のこういった行動力と実験的な思考こそが、現在でもセブン&アイホールディングスがコンビニ業界でトップを走り続けている理由と言えるのではないでしょうか。

トヨタについても同様です。同社の工場では、「カイゼン」を合言葉に、「この作業台を3センチ高くすれば作業効率が上がるのでは?」という仮説に基づく検証が、日々繰り返されています。

トヨタにも、**何事もやってみなければわからない**という企業風土があるのです。これが、同社が世界で活躍し続ける強さの理由の一つと言えるでしょう。

人生は毎日が実験です。はじめから結果がわかっていたら面白くないし、どうなるかわからないからこそドラマに満ちているのでしょう。まずは何事もやってみる、そんな精神で、脳と心を若々しく保ちたいものです。

※『データサイエンティストを超える仕事術 鈴木敏文の統計心理学 新装版』勝見明著/プレジデント社 参考

自分で自分を励ませる人は脳も心も元気でいられる

先のページで触れた「トラブルを楽しむ」にも通じますが、とにかく、**物事を前向きにとらえるということは、脳の若さ、賢さにも大いに影響をもたらします。前頭葉の特徴の一つに、「快の体験」を好むというものがあります。つまり、わくわくと楽しい気持ちでいるほどに、脳は活発に働き、頭がよくなっていく**ということです。

反対に言えば、後ろ向きな思いにとらわれ、うつむきがちに人生を送るほどに、脳の働きはしぼんでいってしまうということです。ミスやトラブルをいつまでも引きずってくよくよしたり、後悔したり、そんなマイナス思考のままでいては、前頭葉は錆《さ》びつき、衰えていってしまいます。

いったんネガティブな感情にとらわれると、人は自分の不足した部分にばかり目を向けるようになり、欠乏感でいっぱいになってしまうものです。

そういう時は、「角度を変えて考えてみる」ようにしてください。**今がどんな状況だったとしても、あなたは多くの宝物を持っているはずですし、これからできることだってたくさんあるはず**です。ですからなるべく物事の明るい面を見つめ、楽観的に生きるようにしたいものです。

たとえば、なにか新しいことに挑戦して、思わしくない結果に終わったとします。そのときは失敗した自分を責めるのではなく、「新しい一歩を踏み出せたなんて、なかなかのものだ」と自分自身を褒め、気持ちを高揚させるのです。

このように**「自分で自分を励ます」ことを習慣として持っている人は、脳やメンタルにとって理想的な環境を作り出せることはもちろん、士気高く物事に取り組めるので、結果的にいろいろなことがうまくいきやすくなる**でしょう。

社会心理学の実験でわかったことですが、**疑い深い人は、意外にも騙されやすくなる傾向があります**。マイナス思考の人は、基本的に「他人はすべて悪」という考え方を持っているため、誰が詐欺師なのかを見抜けないためです。

一方、日頃から楽観的に物事をとらえ、「基本的に世の中は生きやすく、他人は優しいもの」と思っている人は、不審な点がある人物に対し、かえって違和感を抱きやすく、詐欺被害にも遭いづらくなるのだと言います。

このように、後ろ向きな思いにとらわれることは、洞察力や観察力を低下させるという弊害もあるのです。

私は、**人生のさまざまな試練が訪れやすい高齢者の方こそ、楽天主義を徹底すべきだ**と思っています。物事の一面しか見ない「単眼思考」はうつ病にもつながりやすくなりますから、さまざまなものの見方ができる「複眼思考」も心がけたいものです。

ぜひ、光のほうに目を向けて、明るく物事をとらえるようにしてみてください。**「自分にはあれも、これもある」と足し算思考ができる幸せ探しの名人は、脳も心も、みるみる元気になっていきます**。

「それって本当？」と疑ってみることは脳のトレーニングになる

前頭葉の働きを促すのは、新しい経験だとお伝えしました。常識や既存の考え方にとらわれず、自由でチャレンジングな考え方をすることは、前頭葉の養分となります。

そのために日頃からできるトレーニングを一つ、お伝えします。それは、**世間一般で言われていることや信じられていること、あるいは誰かから言われたことを疑ってみる**ということです。「複眼思考」に通じますが、多面的なものの見方をすることで、脳を鍛えるのです。

テレビで言われていることをそのまま鵜呑《うの》みにするような受動的な姿勢でいては、脳は衰えていくばかりです。

私は新型コロナウイルスが蔓延《まんえん》し始め、日本中が自粛生活を強いられていた時期に、「コロナを必要以上に怖がるのは危険だ」と異を唱えていました。

高齢者が長期にわたって家にこもりっぱなしの生活を送れば、足腰の筋力はあっという間に衰え、気持ちも塞《ふさ》ぎ、結果的に心身の虚弱状態を引き起こすことは明白だったからです。

メディアというのは、自分たちに都合のよい部分だけを切り取り、クローズアップして発信するものです。

ですから、テレビで「コロナは危険だから、自粛生活一択」と主張がなされていたとしても、それを真に受けるのではなく、自分で多面的に考えてみるということが大切なのだと思います。

人や世間が言っていることを何ら疑わず、そのまま信じて受け止めるのは、楽な部分もあるでしょう。でもそれでは、脳は老け込んでいくばかりです。イエスマンでいることによって、忍耐力はつくかもしれませんが、「脳を鍛える」という視点から考えれば、建設的とは言えません。

世の中からの常識の押し付けや同調圧力に流されず、「みんながそう言うけど、それって本当に正しいの？」と考えてみることは、素晴らしい脳のトレーニングとなります。

世間一般で信じられていることに対して、ちょっと乱暴な言い方をすれば、「ケチをつけてみる」ということに挑戦してみてください。「こういう見方もできるんじゃないの？」と、ツッコミを入れてみるのです。

テレビの情報番組がさも当たり前のように何かを主張していたら、それを妄信するのではなく、まずは疑ってかかってみるくらいが、前頭葉にとっては理想的と言えます。

そして反論を思いついたら、その説を裏付けるためのデータを収集してみることをおすすめします。

今はスマートフォンやパソコンで、誰でも簡単にデータを調べたり、裏がとれたりする時代です。自動翻訳ソフトを使えば、海外の論文だって読むことができます。

さまざまな情報に触れ、多面的に物事を見る目を養うということは、脳に刺激を与えます。

ただし、自分の意見が間違っていたら潔く考えを改める素直さを持ちましょう。

また、反対意見を思い浮かべたり、あるいは相手に反論したりするだけで終わりにするのではなく、「それに代わる新しいアイディア」もセットで考えたり、提案したりするようにしてみましょう。ただ反抗するのではなく、新しい選択肢を示すことは、脳にも人間関係にもよい影響をもたらすでしょう。

物事のルートは一つに固定化されているわけではなく、実はさまざまな道筋があるのだということ。そのことを理解し、あらゆる可能性を考えられる人は、いつまでも脳の若さを保つとともに、発想力も鍛えていけると思います。

白か黒かでジャッジせず、グレーも受け入れるテキトーさを持つ

多面的に物事を見つめるということはとても大切です。

前章でもお伝えしましたが、前頭葉を老け込ませないためには、「白黒思考」「ゼロヒャク思考」に注意したいものです。

柔軟性を持たず、物事を「白か、黒か」でしか判断しない極端な二択思考に陥ってしまうのは、残念ながら、前頭葉が稼働していない人の典型的なパターンと言えます。

たとえば私たちが学生時代、歴史の勉強をしていたときも、「この説が正しい」とい

うように、一つの正解だけを教えられてきました。
勉強の本質として、ただ一つの答えを追い求めることが求められていたわけです。そのほうが教育現場において、学力を測るうえで都合がよかったという背景もあるでしょう。
けれど、こうした価値観を、一度見つめ直してみてほしいのです。

知識に縛られる人ほど、正解は一つしかないと思いこんでしまいます。

けれど、歴史的な事実にしても、あるいは私たちが直面する現実的な問題にしても、「どちらが正しいかなんて、本当のところはわからない」ということが大半です。

価値観というのは、時代が移ろっていくなかで、どんどん変化していくものです。
たとえば第170回芥川賞を受賞された九段理江さんが、ＡＩ技術を駆使しながら執筆を行ったことが話題になりましたが、ひと昔前の感覚では、こういったことも考えられなかったでしょう。

世の中の常識は刻々と変化し、ちょっと前には予想だにしなかったことが起こるものなのです。

だからこそ、**「そういう説もあるかもしれないね」「どっちも正解なんじゃない?」と、寛容な姿勢でさまざまな考え方を受け入れることが大切ですし、そういったスタンスの人は知性を感じさせます。**

思考の幅を狭めない生き方は、脳の大好物ですから、フレキシブルに物事を考えられる人は、ずっと若々しくいられるでしょう。また、いろいろな可能性や選択肢を持つことは、心の安定にもつながります。

若い人が「どっちでもいいんじゃない?」と言っても、なんだかいい加減に聞こえてしまい、説得力を持たない場合も多いと思います。けれど、人生を一周も二周もしてきたシニア世代がこういう発言をすると、「さすが、人生経験が豊富な人は柔軟だな」と思ってもらえるでしょう。それもまた、年齢を重ねた人たちの特権なのです。

「もっと楽な方法は？」とグータラに考えることで頭はフル回転する

日本人は昔から、ど根性論を好みますよね。何かの目標を立てた時、あえてしんどいやり方で立ち向かうことを美徳とする風潮は、未だに根強く残っていると感じます。ですが、こういった習慣も、脳を鍛錬《たんれん》するに当たっては不向きと言えます。

私は「受験で大切なのは、いかに要領よく志望校に合格できる勉強をするかである」と主張してきました。重要なのは、コツコツと真面目に勉強するプロセスではなく、志望校に合格するという最終結果ですよね。生真面目に勉強する姿は美しいものですが、要領の悪いやり方に固執して、望んだ結果を手にできなければ意味がありません。

この考え方は、どんなことにも当てはまります。「要領がよい」という表現は日本ではあまり好意的に受け止められませんが、**受験に限らず、仕事でも、日常生活でも、あらゆることにおいて、「より効率的な方法」を常に探すことは非常に有効**です。

人生において、使える時間や労力には限りがあります。そういったなかで、最短ルートで目的を達成するための方法を考えるのはとても大切なことですし、「今のやり方より楽なやり方があるはずだ」という精神を忘れず、工夫をし続ける人は、コンスタントに脳を活性化させている状態になります。そして常によりよい方法を模索しているわけですから、どのような分野においても、結果的にしぶとく生き残ることができるでしょう。

変化をいとわず、常に課題を見つけようとする姿勢は、脳も心も元気にします。

スポ根の精神では、結果を効率的に得ることはできません。要領よくするということは、決して手抜きではありません。結果をきちんと出せば、それは正しい戦略になるのです。

大きな夢を語れる人の脳は老化しない

これまでにもお伝えしてきましたが、「頭がよくなる」というと、人の知らないことを知るとか、膨大な知識を得るといった印象を持つ人は多いと思います。

特に日本には「恥の文化」というものがあるくらいですから、「こんなことも知らないと思われるのは恥ずかしい」という意識を抱える方も少なくないでしょう。

けれど、知りたいことは一瞬で調べられるこのＡＩの時代において、豊富な知識を持つことには、そこまで大きな意味はないと個人的には思います。

それよりも、周囲の人の想像の範疇《はんちゅう》を超えた、ユニークな夢や型破りなアイディアを語れることのほうが、ずっと人としての面白みや深みがあると思います。

型にはまらない発想ができるということは、知的冒険を叶えるということにつながります。枠にとらわれない自由な発想ができることこそ本当の知性です。そのような知性を持ち合わせた、話が面白く、独自性のある人は、いくつになってもモテるでしょう。

そして**脳は新規のものを好みます**から、自由な発想でのびのびと夢を語るときに、前頭葉は水を得た魚の状態になるのです。

「恥知らずだと思われたくない」「非常識な人間だとみなされたくない」という思いに縛られず、ぜひ知的な冒険を楽しんでみてください。

現状に足りないもの、実現したらよいものを見つけて提案できる人は、いつまでも脳の若さを保てますし、特にこれからの時代に輝いていくはずです。

皆さんも日常生活を送るなかで、シニア世代だからこそ感じるニーズや得られる発見が、きっとたくさんあるはずです。

たとえば、高齢者のおひとりさま向けのレストランがあったら居心地がよくて楽しそうだなとか、ずっと自分の行動を詳細に記録してくれるスマートウォッチがあったら、もの置き忘れなどにも困らなそうだなとか。

あるいは交通量が多い道路の横断歩道を渡るのはちょっと怖いから、シニアを乗せて運んでくれるドローンがあったらいいなとか、**常にそういった課題やニーズを発見し、そのためのアイディアをのびのびと巡らせられる人は、脳や心の若々しさを保つとともに、生活に張りをもたらすことができる**でしょう。

それだけでなく、この年齢になったからこそ得られた気づきが、そのままビジネスチャンスにつながり、人生が一変する可能性だって大いにあり得ます。

まさに『ドラえもん』の世界ですが、「こんなことができたらいいな」とドラえもん

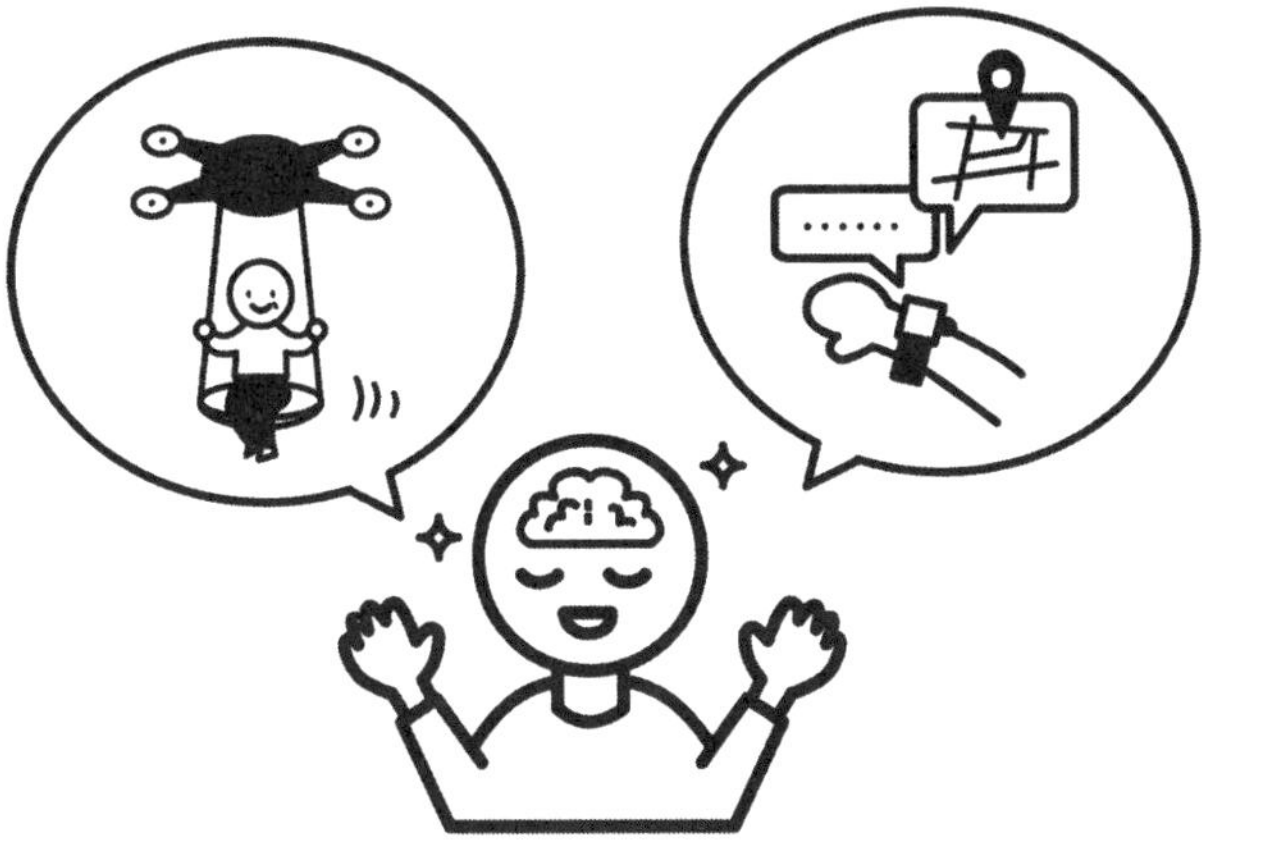

のびのびと夢を語れる人の脳は老化しない

に気軽に提案できる、のび太くん的な生き方を目指してみましょう。

そういう姿勢で過ごしていると、脳も思考もみるみる柔軟になっていくとともに、世の中を見わたすのが楽しくなっていくと思います。

ぜひ、**大きな夢を描き、人に語ることを恐れないでください**。「突拍子もないことを言って、人にどう思われるかな」などと気にする必要は、まったくありません。**脳を元気にするのは、快活な積極性**なのですから。

好きなものを食べ、よく歩くと、脳の基礎体力がつく

高齢になるほど、コレステロールや塩分が気になり、さっぱりしたものや粗食に切り替える方も多いと思います。

けれど、年齢を重ねた方は、いろいろと配慮をするということは前提として、時には**食べたいものを満足に食べるほうが、脳にも体にも栄養が行き届き、また、人生の質も上がる**と思います。

「肉は食べすぎてはいけない」などという説もありますが、**お肉を食べてタンパク質やアミノ酸を摂取することは、頭にも体にもよい影響をもたらします**し、加齢ととも

に低下していく幸せホルモン、「セロトニン」の正常な分泌にもつながり、メンタルも安定しやすくなるでしょう。

そして多くの人にとって、食は人生における重要な楽しみの一つです。その要素を極端に削ってしまうということは、生きる喜びが失われてしまうということ。また、たとえば肉や甘いものなど、何かを「食べたい」と思うということは、今、脳や体が特定の栄養素を欲しているサインだと考えられます。そういった体からのメッセージに応えることは、健やかな人生につながっていくと思います。

幸せな気持ち、わくわくする気持ちによって、脳内に「ドーパミン」という幸せ物質の分泌量が増えます。これが前頭葉の活性化を促し、思考力や意欲が高まるのです。

毎日、体調も顧みずに高カロリーなものを食べるのはもちろん推奨しません。ですが、時には**自分の内側からの声に寄り添って好きなものを食べ、脳と心を喜ばせるとともに、人生の満足度を上げる**ことは、とても重要だと思うのです。

たとえば肉を食べるときは、肝臓の代謝機能が弱まる夜には摂りすぎない、あるいはたくさんの野菜といっしょに食べる。そういった工夫をしながら、好きなものを楽しむという姿勢を大切にしていただければと思います。

筋力や免疫力の面から言っても、高齢者のほとんどの方が、食べすぎより食べなさすぎに注意すべきだと思います。**ちょっと小太りの人のほうが長生きする**というデータもあります。私は高齢者のダイエットなど、とんでもないと思っています。頭にも体にも栄養が行き渡らなくなり、肉体的にも精神的にも老け込んでしまいます。

また私は日頃から皆さんに、外でのお散歩をおすすめしています。

コロナ禍で外出しなくなった高齢の患者さんたちは、皆さん著しく筋力、体力が衰えてしまい、ヨボヨボとしてしまいました。外を歩いて心身を活性化させるのは、人としての生命力の維持に関わることなのです。

体のためにと無理に激しい運動をするのは、活性酸素を過剰に発生させ、細胞の損傷を引き起こす可能性があるのでおすすめしません。ゆったりとした気分でお散歩するのがシニアには最適だと思います。外に出て日の光を浴びることでセロトニンが分泌されますから、心が安定するとともに、頭の回転もよくなっていきます。

頭をよくする食生活のキーワードはお肉とビタミンC

先にも少し触れましたが、私は**シニア世代こそお肉を積極的に食べるべき**だと思っています。

その理由としては、まず、お肉を食べることで、セロトニンという幸せホルモンの分泌を増やすことができるからです。**セロトニンが正常に分泌されると、人は精神的に安定し、その結果、意欲や思考力も高まっていく**のです。幸福度を高める物質ですから、当然、うつ病のリスクも下げてくれます。

セロトニンの原料は、トリプトファンというアミノ酸の一種です。このトリプトフアンは、豆や乳製品、肉、魚などのたんぱく質に多く含有されていますので、たんぱく質の塊《かたまり》であるお肉を食べることは、とても理にかなっているのです。

私がこのようにシニア世代に肉を薦めると、「コレステロールが心配だから……」という返答をいただくことも多いのですが、**コレステロールが体に悪いというのは誤った認識**です。

コレステロールは人間を含めた動物の体を形成する脂質の一つであり、性ホルモンや細胞膜の材料にもなるなど、生命体には必要不可欠のものです。

現在、**日本人の平均寿命が世界トップクラスになった理由の一つは、戦後、肉を食べるようになり、コレステロールの摂取量が劇的に増えたことが考えられます**。コレステロールをきちんと摂取するようになったことで、強くしなやかな血管の維持が可能になり、脳卒中による死者が激減したのです。

さらに、コレステロール値が低いと免疫細胞の材料が不足するためか、がんになりやすくなるというデータも出ています。

脳と体の若さを保つために、ぜひ「肉食」を意識してみてください。

それから、**ビタミンCも頭をよくしてくれます**。物質の酸化を防ぐ「抗酸化作用」を持つビタミンCには、肌をきれいにしてくれるというイメージを持っている方も多いと思いますが、皮膚と同じように、脳細胞の酸化も防いでくれるのです。

脳や血管の酸化はアルツハイマー型認知症の原因の一つとされていますが、ビタミンCにはそれを抑制する作用があるのです。

もちろん、ビタミンCは脳や皮膚だけでなく、体にもよい影響をもたらします。新鮮な野菜やフルーツをたっぷり食べている人は、男性で6年、女性で1年寿命が延びるというデータも出ています。

ビタミンCは野菜や果物のほか、緑茶などにも多く含まれます。また、錠剤を活用するのもよいでしょう。意識的に摂取して、張りのある脳を手に入れてください。

思い出せなくても、すぐに「あれ」「それ」と言わず限界まで努力する

前頭葉を鍛えるにあたって意識していただきたいのが、アウトプット＝出す力、が要《かなめ》になるということです。

情報を取り込むのではなく、自分の中から引き出すときに、前頭葉は若返ります。

読書したり、情報を記憶したり、そういったインプット＝入れるという行為では、前頭葉を活性化させることはできません。

ですから日頃から、知識や情報、記憶を自分のなかから引っ張り出すということを

意識的に行うようにしてみましょう。

人や場所、物事などの名前がどうしても思い出せないとき、「あの人」「あれ」「これ」といった指示代名詞はとても便利ですし、それらを使うこと自体は悪いことではありません。

けれどそれらに頼る前に、ぜひその都度、限界まで思い出すための努力をしてみてください。

結果的に思い出せなかったとしても、どうにか記憶をひっぱり出そうと奮闘すること自体が、脳のアウトプット機能を働かせることになるからです。

「あれ」「それ」という言葉を使うのは非常に楽なものですが、前頭葉は楽をすると衰えていきます。ですからちょっと悪く言えば、そのようにして横着するたびに、脳はサビて、老化が加速していってしまうのです。

脳は面倒ごとを大歓迎します。脳の働きをよくしたいなら、あえて面倒なことを日常に取り入れる工夫が必要です。

日記をつける、メモをとる……「書く」ことが脳を刺激する

アウトプットをすることで脳が元気になるという話をしましたが、何かを「書く」という行動も、ぜひ日常に取り入れてみてください。

物忘れが顕著《けんちょ》になってきたなと思ったとき、「メモ魔になる」ということは、とても有効です。私も最近では、よいアイディアなどを思いついたら、忘れないうちにすかさずメモをとるようにしています。後で思い出そうとしても、「なんだっけ」となってしまうことがあるからです。

メモやノートは現実的にも役立つものですが、賢くなるという観点からも非常に大

きなメリットを持ちます。

書くという行動も出力行為ですから、すばらしい脳トレになるのです。ですから意識的に、メモやノートを活用してみてください。

一日の終わりには、ぜひ日記をつけてみましょう。その日に何をしたか、誰と会ったか、どこに行ったか、どんなものを食べたか、どんな気持ちになったか……そんなことを振り返りながら、その日にあった出来事を思い出そうとすることは、脳の運動になります。**自分の感情も併せて記録しておくことは、気持ちの整理にもつながります**のでおすすめです。

覚えがある方も多いと思いますが、ノートに何かを書いたり、メモをとったりするというのは、意外と面倒なものです。その面倒なことに対して意欲を出し、行動に移すということ自体が、脳や心の若さを保ってくれるのです。

「若いうちの苦労は買ってでもすべき」といいますが、私は**脳のために、シニアになってからも、苦労は買ってでもすべき**だと思います。

よく会話する人は認知症の進行が遅い

年齢を重ねると、現役の頃に比べ、なかなか人と会う場を持ちづらいかと思います。けれど年をとった今こそ、積極的に人と交流する機会を持つことが大切です。

私は普段から、「**脳トレやドリルをするより、人と会話するほうがずっと脳にはよい**」と言っています。

会話をするということは、実はとても高度な知的作業です。人と話すということ自体が脳への刺激となりますし、相手の言ったことを理解し、それに対して何かを返すというプロセスの中で、強制的に頭を使うのです。もちろん、自分の考えや思いを発することもまた、すばらしいアウトプットとなります。

人と会話をするたびに、私たちの脳は若返っていくと言えるでしょう。実際に、人とよく会話をする人ほど認知機能の低下が防止され、認知症の進行が遅くなることもわかっています。

そして何より、自分が会っていて楽しいと思える人たちと交流することは、人生に喜びや潤いをもたらしてくれます。悩みを吐露《とろ》したり、あるいは他愛《たあい》もないことで笑い合ったり、そんな関係性はいつまでも大切にしたいものです。気持ちが華やぎ、心が満たされるほどに、前頭葉もどんどん活力を得ていきます。

脳ドリルを一人で黙々とこなすより、誰かと一緒にお茶を飲みながらおしゃべりをし、笑い合うほうが、ずっと脳にはよいのです。ぜひ、大切な人に直《じか》に会いにいきましょう。

脳トレするより、趣味や恋を楽しむほうが前頭葉は喜ぶ

脳を鍛えるというと「脳トレ」が効果的だと一般的には思われていますが、海外の研究により、**実は脳トレは認知症予防には効果がない**ことがわかっています。

しぶしぶ脳トレを行うより、自分が心から楽しめることをするほうが、脳にはプラスの刺激が伝わりますし、認知症の進行を遅らせると私も感じています。

これまでの話にも共通しますが、**幸せな気持ちは脳の活力源**となります。ですから、脳を活性化させたいと思ったら、日常の中に、いかに自分が楽しめること、気持ちが

高まることを増やすかをテーマにしてみてください。

趣味がほしいと思うのなら、失敗を恐れずになんでも挑戦してみたらよいですし、好きなファッションがあるのなら、「もう年だから」などと消極的になるのではなく、思う存分、楽しめばよいのです。

お金もどんどん使ったらよいと思います。**自分の楽しみのためにお金を使うことは、脳の働きを活発化させるとともに、ストレスを軽減しますので、認知症やうつ病の防止、免疫力のアップにもつながります。**

行きたかった土地に旅行したり、気になっていたお店に行って美味しいものを食べたり。お金を使ってそういった心華やぐ体験を自分にプレゼントすることで、心身が老け込んでいくことを防げますし、生きがいにもつながっていくでしょう。

身を持ち崩さない程度であれば、私は株やギャンブルにトライするのもおすすめしています。脳は、新たなことへの挑戦や想定外の出来事を好みますから、そういった意味では、若返りのためのよい刺激を得ることになるのです。

特に株は、常にアンテナを張って世の中の動きを見たり、売買の適切なタイミングを見極めたりと、頭をフルに回転させながら行うものですから、脳のよき運動になるでしょう。

ただ、あくまで自分がコントロールできる範囲内で楽しむということが大前提です。自分はブレーキが利かなくなってしまいそうだなという自覚のある人は、手を出さないほうが安全でしょう。あらかじめ「ここまでなら損をしても大丈夫」と限界点を決め、老後の資金をなくさないレベルで楽しめる方に限っては、多くのメリットが得られると思います。

そしていくつになっても、恋をすることは脳のエネルギーの源となります。「素敵だな」と思う人がいたら、「自分はもう年だから」「配偶者がいるから」などとその気持ちを抑えつけず、存分にドキドキしてよいのです。

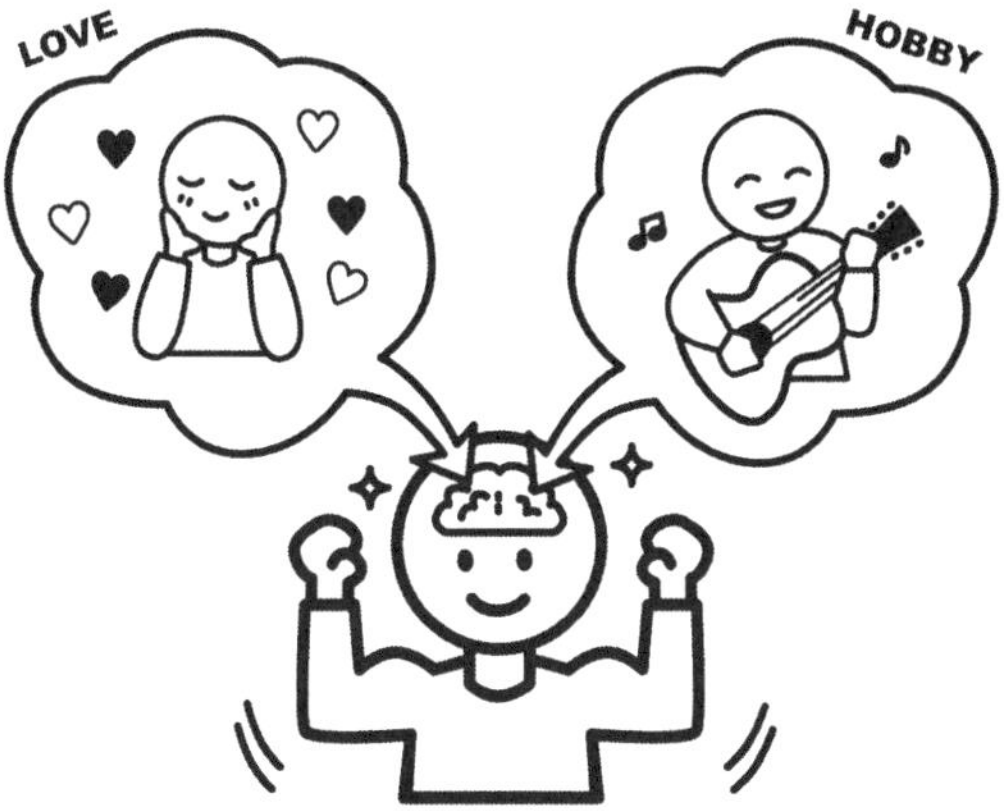

恋することや趣味を楽しむことが、脳の栄養になる

恋愛感情は心に多幸感を生み、脳に快感をもたらす物質を分泌させます。**恋をすることで、人は若返る**のです。

もちろん、相手の都合や気持ちも顧みず強引に迫ったり、つきまとったりするのは論外です。また、家庭崩壊につながるような事態も避けるのがベターでしょう。

けれど、**誰かのことをいいなと思う純粋な感情は、ぜひ大切にしてください**。

そのときめきが、人生に彩りを与えるとともに、脳も気持ちも若返らせてくれます。

嫌なこと、苦手な人とは堂々と距離を置いて脳を老化させない

「嫌なことを我慢しない」ということも、賢くなるうえで非常に重要です。前頭葉は快の体験を喜ぶとこれまで繰り返しお伝えしてきました。反対に言えば、我慢や過度なストレスを感じるような環境は脳にとっては好ましくなく、老化を促すことにつながるのです。

忍耐を美徳とする日本では、昔から、自己主張を控えて人と調和することを尊《たっと》んできました。しかし、「みんなに合わせなければ悪いから」と、同調圧力に屈して自分を抑えつけてしまうのは、メンタルの面からも、賢くなるという面からも、害にしかな

り得ません。

苦手だと感じる人、会ったあと気持ちがもやもやとする人とは、思い切って距離を置きましょう。人との交流は大切ですが、会ってストレスを感じる人と無理に付き合う必要などまったくありません。心に嫌な負担がかかるということは、脳にも嫌な負担がかかるということです。

ぜひ、嫌われる勇気を持ってください。自己主張して疎《うと》まれるようなコミュニティであれば、ためらわずに抜けてよいのです。代わりに、あなたが自分らしくいられるような相手との関係性を深めましょう。

シニア世代の皆さんこそ、自由に人生を謳歌《おうか》すべきであり、自分が辛いことからは離れるのが鉄則です。長年頑張って生きてきて、やっと手に入れた自由な環境です。ここまできて自分に苦難を強いることに、一体何の意味があるのでしょうか。

あなたがあなたらしく生きることが何よりも大切なことなのであり、それが脳と心のアンチエイジングを叶えます。

体も脳も、使い続けることが大事

コロナ禍で外出をしなくなり、めっきり衰えてしまった方々の話を先にしましたが、この年代になったら、**体にしても頭にしても、とにかく「使い続ける」**ということを大切にしてほしいと思います。

残念ながら、体も脳も、若い頃に比べて衰えていくのは事実ですし、回復力も低下していきます。ですが、習慣的なトレーニングや鍛錬によって体や脳を鍛えたり、若さを保ったりすることは、いくつになってからでも可能なのです。

たとえば体力を示す指標の一つに、単位時間あたりに身体組織が酸素を取り込む最大量を示す「最大酸素摂取量」というものがあります。この数値は20代から80代にかけて減っていく数値ですが、毎日トレーニングを続ければ、80代になっても20〜30代と同じレベルにこの数値を保つことができるのです。

つまり、シニアであっても、積極的に体を動かしたり、肉体的なトレーニングを行ったりすることで高い身体機能を維持することは可能だということです。実際に高齢者のスポーツ大会でも、多くのシニアが好成績を収めています。

それは脳に関しても同じです。脳が楽をするような受け身な生き方をしていては、その機能は衰えていってしまうばかりですが、意欲的にその能力を使いこなそうとすれば、高齢になっても若々しさを保つことができます。

独居老人はよくないものだという風潮がありますが、そんなことはなく、**一人暮らしをしている人ほど認知症の症状は進行しません**。それは一人で家事をし、生活するなかで頭と体をよく使うからです。

使えば使うほどに、体も脳もそれに応えてくれますし、高いレベルを保持することができます。生活習慣や生き方を見直し、脳に刺激を与えるような過ごし方を心がけることで、何歳からでも頭をよくすることは可能なのです。

若い世代に比べ、60歳ぐらいからは、個人の身体能力や脳の機能が大きく多様化していきます。つまり、個人の差が大きくなっていくということです。

そのなかで、**いつまでも心身共に若々しいグループに属したいなと思うなら、自分が今持っているものを積極的に使いこなすというマインドが、これからの人生の質を大きく左右する**と思います。

当然ながら、若かった頃に比べてできなくなったと感じることも多いでしょう。でもそれはごく自然で、当たり前のこと。ですから割り切って受け入れ、今できることに目を向けてください。

散歩ができる、家事ができる、人と話ができる、本が読める。そのように、自分が今持っているものにフォーカスし、それが今後も維持できるよう、大切にするのです。

できないことが増えていくのは当たり前。それを嘆くのではなく、自分が今できることを慈しみ、全力で生かす姿勢こそが、これからの人生を楽しく、賢く生きるための極意です。

「もうこんな歳だから」という言葉は封印する

この本に書かれていることを試していくなかで、ぜひ大切にしていただきたいのが、**これからは一切、「もうこんな歳だから」という言葉を口にしない**ということです。「もう自分は歳だから」というワードは、気持ちを萎《な》えさせ、脳も体も老けさせてしまう、魔の言葉です。

本書でもここまで繰り返しお伝えしてきましたが、**人はいくつになってもずっと進化できるものですし、頭だってよくなります**。思考と習慣を変えれば、これまで見たこともなかったような自分に出会うことだってできるでしょう。

そのように**さまざまな可能性があふれているなかで、年齢を言い訳に自分の未来を諦めてしまうのは、とてももったいなく、そして賢いとは言えない生き方**だと思います。

たとえば外見にしても、「若作りと言われたくないから」などと言わず、好きなファッションを楽しんだり、スキンケアに力を入れたりしてみましょう。シミやシワ、たるみなどが気になるのであれば、美容医療などの力を借りるのも大賛成です。

外見の若返りは内面の若返りを促進します。たとえば老人ホームなどでも、女性の入居者に化粧を施すと、とたんに背筋がシャキッと伸びたりするそうです。

男性は女性に比べ、外見にあまりこだわらない傾向がありますが、**容姿を若々しく保つことは、脳・体・心のアンチエイジングにつながりますから、ぜひ力を入れたいものです。**

自分で鏡を見て「なんだかイケてるな」と思えるルックスづくりに励むことが、結果的に生き生きとした脳を手に入れることにもつながるでしょう。

自分らしく楽しみながら生きることを決意したときに重要なのは、**世間体や他人からの評価など気にしない**ということです。

あなたが自分らしい道を気持ち晴れやかに歩み始めたとき、そこに対して横やりが入ることもあるかもしれません。「いい歳をしてみっともない」などと、羞恥心をあおり、抑えつけようとしてくる人もいるかもしれません。そのような声に、耳を傾ける必要はありません。

この歳まで、さまざまな忍耐や苦労があったことと思います。年齢を重ねるということは、そういったものからある程度解き放たれるということ。そんなふうに**やっと自由を手に入れたにも関わらず、人目に怯え、やりたいこともやらないでいるなんて、とても馬鹿らしい**ことだと思いませんか？

これからの人生のなかで、今、この瞬間が一番若いのです。人からの評価に怯えることなく、自分が明るい気持ちでいられる道を歩んでください。

人目の奴隷にならない人こそ、真に賢い人なのだと思います。

第2章

60歳からの知性とは「面白さ」と「品のよさ」

大切なのは知識の量ではなく知識を応用する力

特に60歳以降の方々の「賢さ」について考えるとき、大切なのは「知識」ではなく「知恵」を身につけるということだと思います。

冒頭の章でも触れましたが、ＡＩの時代が到来した今、昔と違って、博識であることに価値はなくなってきていると感じます。

それよりも、得た知識をどう自分なりに咀嚼《そしゃく》し、アレンジしていくか、つまり**「知の運用力」**が問われる時代がきているのです。

日本では、頭のよさ＝知識の多さ、という空気が未だ色濃く残っていると思います。だからこそ「知らないと恥をかく〇〇」などといったテーマの本はよく売れますし、常識力や知識の有無を問うクイズ番組は根強い人気があります。

けれど、**本当の頭のよさというのは、知識の量ではなく、知識をどう自分なりに加工して、自分にしかできない発想に展開していくか、ということに尽きる**と思います。

私たちの学生時代は、単語や史実、方程式などをひたすら頭に詰め込み、記憶することに重きを置く、インプット式の教育が行われていました。教科書や参考書を丸暗記すれば、ある程度はよい学業成績を収めることができたでしょう。

社会に出てからも、そういった面はまだまだあったと思います。上司の指示を素直に聞いたり、会社から与えられた目標をすんなりクリアできたりする人は、組織のなかで重用されたのではないでしょうか。

もちろん人生において、そういう時期もあったということは決して無駄ではありませんし、否定するつもりもありません。

私も「受験で結果を出すために必要なのは、地頭のよさではなく要領だ」と散々言っています。効率的にインプットをして志望校に合格できるのであれば、それに越したことはありませんし、会社でもうまく立ち回れるのなら、それはそれで素晴らしいことだと思います。

ですが、せっかくシニア世代を迎えてさまざまな制約から解き放たれ、ある程度は自由に生きられるようになった今、突飛《とっぴ》でも奇抜でもよいから、「自分なりの発想や信念を持つ」ことの喜びを知っていただきたいと思うのです。

ちょっと手厳しい言い方になってしまうかもしれませんが、「知らないと恥をかく」と言われるようなことを懸命に勉強したところで、最終的に到達できるのは、「恥をかかなくなる」だけのことであり、決して「頭がよい人」と思われたり、尊敬されたりすることはないでしょう。

誰もが知っていることを知るために時間を割くくらいであれば、**ありきたりな考えから脱却し、オンリーワンの話を展開することに力を注いだほうが、人としての知性や魅力も増しますし、人生もはるかに楽しくなる**と思います。

もちろん、馬鹿にされるのは誰だって気分のよいものではありません。

けれど、「心ない人にどう思われてもいいや」と開き直り、自分だけのユニークな道を極められる人のほうが、結果的に人から一目《いちもく》置かれるようになるのだと思います。

私に関していえば、**人から馬鹿にされても別にいいや**と思っています。

馬鹿にされるということは、その人にはない発想を自分はできているということですから、その感性やアイディアをむしろ誇りに思うべきなのです。

あなたの普通の話が若者にとっては面白い

知識の多さではなく、知識をどのように自分なりに運用するか。その力が問われるなかで目指したいのは、冒頭からお伝えしてきている通り、「話が面白いシニア」です。

本書の中でも繰り返してきているように、**シニア世代の頭のよさ＝面白さ**だと私は思っています。膨大な知識を持つことを聡明であるとするならば、人は到底、ＡＩより聡《さと》くなることはできなくなってしまいます。

若い世代がシニア世代に求めるのは、ただ知識を教えてもらう、ということでは決してないでしょう。高齢者に必要とされるのは、豊かな経験知に基づく**「知の加工力」**

だと思います。

つまり、若者たちがシニアと対峙《たいじ》するときに聞きたいのは、**その人ならではのストーリーや人生観**なのではないでしょうか。単純な知識しか得られないのだとしたら、わざわざ人に聞かなくても、ネットでサクッと調べれば十分です。

これまでの長い人生で培ってきた経験知は、シニア世代の最強の強みです。それを生かして、ユニークな考えや発想を生み出してみてください。いわば、思想家を目指すのです。

独創的な考え方ができたり、面白い話ができたりする人はいくつになっても魅力的ですし、人が集まってくるでしょう。

実際に認知心理学においても、**「頭がよい」とは知識が多いことではなく、その知識を使って推論できること**であるとされています。知識を持つことそれ自体でなく、その知識をどう自分なりに素敵に発展させていくのか、ということにその人の知性が表れるのです。

常識に縛られて小さく縮こまるのは実は大きなリスク

面白い人になろうと思ったとき、常識や一般論はぜひ打ち破ってください。

皆さんはこれまで、組織や会社のなかで常識的に生きてこられたことと思います。

けれど、**常識にとらわれずに生きられるということこそ、シニア世代になることの旨味《うまみ》**です。

若い頃は、1＋1は2である、と言えるような人のほうが賢く思われたり、組織のなかで評価されたりしやすかったでしょう。

でも年齢を重ねた今、「1＋1は2とは限らないよ」と、一石を投じられるようなものの見方ができることこそ、その人の知的価値や魅力につながるのではないかと思います。

革新的でユニークな考え方を生み出したいと思ったときに重要なのは、一般論や常識に縛られず自由な想像をすること、そして突拍子もないと思われるようなひらめきも大切にすることです。「こんな考え方は非常識だと思われてしまう」「あまりにも奇抜すぎる」などと、抑えつけなくてよいのです。

良識的でモラルのある人が頭がよいというわけではありません。

旧来のものの見方や考え方からスイッチして、一風変わった発想を生み出せる、既存のセオリーを覆して、斬新なアイディアを考え出せる。そういった状態こそ「頭がよい」という状態だと思っています。

私は高知県が大好きです。

高知県民はかなり自由な県民性を持つ人たちです。高知の在宅介護率が非常に低いことも、この土地の自由度の高さを表しているでしょう。「自分では介護をまかないきれない」と思ったら、潔くプロに任せるのです。ですから高知県では、特別養護老人ホームや療養型病床が非常にたくさん見られます。

それから素晴らしいのが、高知名物の「皿鉢《さらはち》料理」と言われるもの。これはおつまみから締めのお寿司まで、すべての料理が一皿に乗ったもので、客人をもてなす際、この料理を提供することで、その家の奥さんも、最初からお客さんと一緒にお酒を楽しめるのです。こういったフリーダムな文化が高知の魅力です。

日本が小選挙区制になったあとで共産党が勝利を収めた都道府県は、京都と高知だけでした。それにも関わらず、民主党が政権をとり、日本中に民主党の風が吹いていた時には、高知県だけ、すべての選挙区で自民党が当選するという結果となりました。

つまり高知は、共産党が小選挙区で勝つほどにリベラルな県であるにも関わらず、へそ曲がりなものだから、民主党に追い風が吹いているときには、自民党を勝たせたわけです。高知県にはそういった、**ブームと逆をいく面白さ**があるのです。

そういう風土だったからこそ、坂本龍馬が出てきたのだと言えるでしょう。


時代を切り拓いていくのはいつだって、「世間的にはこう思われているけれど、自分はこう思う」と、固定観念の枠を打ち破り、新しい価値観を見せられる人です。

人と同じことをやっていても、埋もれてしまうだけ。**日本では「人と同じでないと恥ずかしい」という風潮が根強く残っていますが、私からすると、その他大勢と同調していることのほうがよほど魅力に欠ける**と思ってしまうのです。


無難に生きていれば、リスクがないと思うかもしれません。

けれど、**冒険を怖がり、常識のなかで小さく生きていくことには、実はとても大きなリスクが伴います**。

それは人としての魅力や知性を高めることを放棄しているに等しく、日々成長している人との間に、知らない間に差がついてしまうということなのですから。

ちょっとの反骨精神が頭をよくするための起爆剤になる

これまでにもお伝えしてきたように、ユニークな発想をするためには、人の言っていることを鵜呑《うの》みにしないこと、反論するくらいの気骨《きこつ》を持つことが大切なのだと思います。

「頭をよくしたいな」と思っているときに、テレビのコメンテーターの言うことを何の疑いもなく信じ、素直に受け入れているようでは、その人より賢くなることはできません。

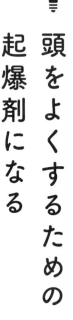

それよりも、「この人はこう言っているけど、自分はこう思う」「この人の意見はこうだけど、もっとよい選択肢があるんじゃないか？」などと、自分なりに解釈してみたり、疑ってみたりする習慣を持つようにしてみましょう。

仕入れた情報や知識を自分なりにアレンジする力は、頭のよさに直結します。

私たちには思考の自由があります。それにも関わらず、メディアが発信したことや、世間一般で正しいと思われていることを真実だと思い込んでしまうのは、思考の停止につながってしまいます。

世の中で言われていることを妄信するのではなく、まずは一旦、異を唱えてみるというクセをつけることで、思考力が磨かれていくとともに、発想の独自性が養われていくのではないでしょうか。

たとえば最近ラジオで、中国の共産党がどれだけの人を犠牲にしてきたかということに基づき、その恐ろしさが語られていましたが、それを真に受けて「共産党って怖い」と考えてしまうのは、少々、短絡的ではないかと感じました。

そのラジオでは共産党がいかに危険な政党かということに話がすり替えられているような印象を受けましたが、恐ろしいのは共産党そのものではなく、当時の指導者だったわけです。実際、フランスでは共産党を含む左派連合が最大勢力になっています。マルクスにしても、労働者階級が革命を引き起こすであろうことは予測していましたが、虐殺が必要だなどとは言っていません。彼は人間の自由や平等を目指していたのですから。そういった背景に思いを巡らせることなく、ラジオで言われたままに「共産党は怖い」と信じ込んでしまうのは、まさに思考停止に陥ってしまった状態と言えるでしょう。

何か情報を得たときには、あえて反対意見、異なる意見を思い浮かべてみる。こういったことを習慣づけると、思考パターンが豊かになっていくと思います。

要は、**反骨精神を持ってみるということが大切**なのです。

私が日本の医学部で残念に感じるのは、入試の面接を教授が行うことです。そうするとどんなことが起きるかというと、自分に逆らいそうもない、従順な生徒を合格させるといった事態が起こります。

一方、ハーバード大学やオックスフォード大学など、海外の一流大学では、入試面接は教授ではなく、プロの面接官が行います。それは、教授の主張に異を唱えるような、気概と熱意のある生徒を合格させるためで、実際に欧米では、教授にケンカを売っているような学生がAの成績をとります。

海外、特にアメリカでは、人と同じことを言う人は「つまらない奴」という烙印《らくいん》を押されてしまうのです。

ここに、教授に教えられた通りの回答を書けば成績が「優」になる日本の大学との差が生まれます。

反骨精神を持つということは、物事の本質を鋭く追究するということ。それはいわば、知的闘争心を燃やすということです。

そのようにして脳をエネルギッシュに働かせる人は、いくつになってもブレイクスルーを起こすことができますし、知性も、そして生命力さえも高めていけるのだと思います。

賢い人は、何事もやってみなければわからないと知っている

どんなことでも、まずやってみなければわからないものです。

賢い人は、及び腰にならず、経験のないこともどんどん試していきます。成功する人というのは、新しいことへの挑戦に貪欲な人なのです。実際に、海外の企業家は、たとえすでに大きな成功を収めていたとしても、常に新たなことにトライし続けています。

試す前から「自分にはどうせ無理だから」「こんなのは夢物語だから」と諦めてしま

うのは、一見、謙虚なように思えるかもしれません。

けれど実は、**やる前から早々に結果を決めつけ、自分勝手に「無理だ」と答えを出してしまっているわけですから、むしろ傲慢《ごうまん》**と言えるのです。

日本にはたくさんの起業家がいるにも関わらず、突出した起業家は台頭していません。それは、他の国ではまだ実施されていないようなことをそもそも思いつく人が少ないか、あるいは思いついても、自分のなかで「こんな発想は馬鹿らしい」と却下してしまっているからでしょう。やってみなければわからないにも関わらず、です。

そういった消極的な姿勢が影響しているのか、日常のさまざまな場面において、日本企業の発想力、想像力の乏しさ、そして停滞感を感じることがあります。

たとえばタクシーに乗ったとき、座席のディスプレイに流れてくるのは、ＩＴやＤＸなど、企業のデジタルモデルに関する広告ばかりです。

タクシーの最も厚い客層はシニアです。病院や買い物、銀行、役所などに行きたいと思ってタクシーを利用しているお年寄りたちが、果たしてこの広告の内容に関心を持つのでしょうか？

そんな広告を流すよりも、たとえば高齢の方が好みそうな、少量ずつ提供する懐石料理のお店や、シニア世代がゆったりと過ごせるような雰囲気のリゾート施設の広告を流したほうが、よほど効果はあるのではないでしょうか。

お金に余裕のある方なら、そのままタクシーでそこへ向かうということもあるかもしれません。

大型ショッピングモールにしても、若い方向けのテナントばかりが入っていて、シニア向けのお店や施設が少ないと感じます。たとえば複数の棟やフロアがあるのなら、ヤング層、ファミリー層向けのエリアと同じように、シニア向けのエリアがあってもよいはずです。

またテレビに関しても、なぜシニア層をターゲットにしないのかなと思ってしまいます。

テレビこそ高齢者がもっとも接しているメディアであるにも関わらず、シニア向けのテレビ番組は増えていない。もしかしたら、今のうちに若者世代を取り込んでおきたいという思惑《おもわく》があるのかもしれませんが、そもそも高齢の方向けの商品やサービスを提供しているスポンサーが出てこないのです。

これらはすべて私の仮説ですし、決してこれが正解だと言っているわけではありません。ただ、日本の個人資産の6割は高齢の方が占めているのです。若い世代に比べ、シニア世代のほうが圧倒的に金銭的に余裕があることを考えれば、シニア向けのビジネスを試してみる価値は大いにあるのではないでしょうか。

どんなことでも、やってみなければ結果はわかりません。

だからまずはやってみること。そしてダメだったとしても、前向きに再挑戦すればよいだけのことです。現状維持で満足しているうちは、成長は望めません。**最終的に人生の覇者《はしゃ》となるのは、めげずに何度でも挑戦し続けられる人**です。

失敗したことのない成功者はいない

新しいこと、今までやったことのないことに挑戦したとき、当然のことながら、すべてがうまくいくとは限りません。たとえば新たな能力を伸ばそうと思っても、なかなか芳しい結果に終わらなかったり、新たな趣味に挑戦してみても、いまいち自分には合わなかったりといったことも、もちろんあるでしょう。

失敗したときに、がっかりする必要などありません。思い通りの結果にならなかったとしても、たまたまその対象があなたに合わなかっただけのこと。あるいは時機が悪かっただけのことです。軽やかに思考を切り替えて、また新しい試みに踏み出せばよいのです。

日本人は失敗を恐れる傾向が強い国民です。特に、若い人や組織に勤めている人は、なおさらそれが顕著《けんちょ》だと思います。

けれど、**失敗というのは単なる中間過程です。失敗がない実験はありませんし、失敗を経験したことのない成功者などいません**。

iPS細胞の作製技術を確立し、2012年のノーベル生理学・医学賞を受賞した山中伸弥さんにしても、最初からすんなりとiPS細胞を作れたわけではないでしょう。おそらくたくさんの失敗を繰り返したはずです。

失敗してもめげず、前向きに次の実験ができる人こそ、発明王になれるのです。

実験は、何も実験室のなかだけで行うものではありません。私たちも**毎日を実験するつもりで過ごす**ことで、人生はずっと軽やかで彩り豊かなものになるはずです。

ホームランを打ちたいのなら、打席に立ち続ける必要があります。打数が増えるほど、ヒットを出す確率も高まります。

そしてありがたいことに、誰かの**輝かしい業績を見つめるとき、ほとんどの人がその打率は気にしません**。大切なのは、たとえばその人が生み出したヒット作がどれだけ世の中に影響を与えたかどうかであって、「何作出して何作売れたのか」などという、パーセンテージには関心がないのです。

秋元康さんが生み出した名曲を称えても、売れなかった作品の数について問題にする人などいないということです。

身近な話で言うと、私はラーメンが好きなので日々新しいお店の開拓に励んでいますが、そのなかには当然、「あんまりだったな」と思うお店もあるわけです。でも、そこでいちいち落ち込んだりはしません。ラーメン評論家になろうと思ったとしたら、**失敗も大切な経験であり、宝**だと理解しているからです。

ある日訪れたお店のラーメンが美味しくなかったら、「じゃあ明日はあっちのラーメ

ホームランを打ちたいなら、
失敗を恐れず打席に立ち続けよう

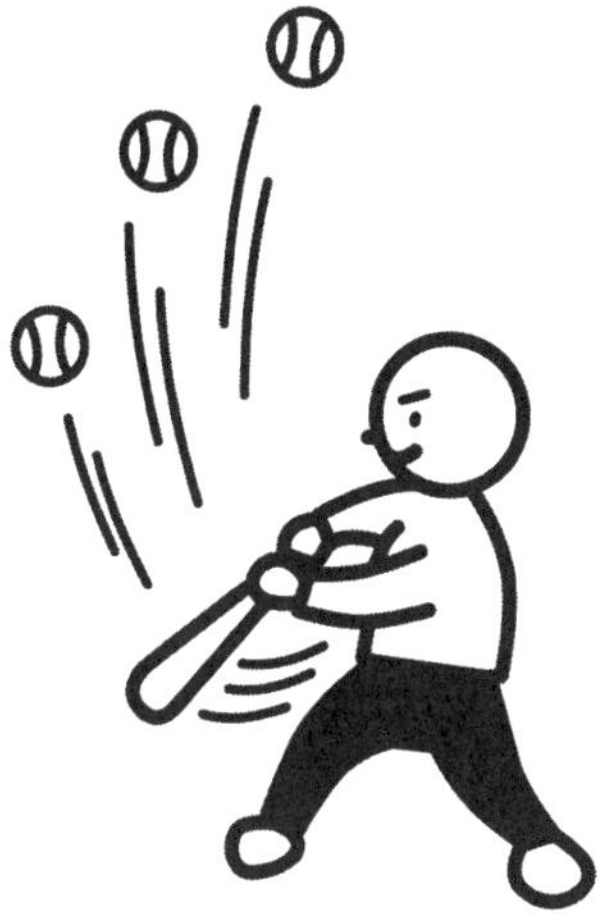

ン屋に行ってみよう」と思える生き方こそが、頭のよい生き方なのだと思っていますし、実際にそのようにしています。

年をとるということは、さまざまなしがらみから解放され、結果を焦らなくてもよくなるということです。最終的に頭がよくなったらよいし、最終的に話が面白くなればよいのです。だからこそ、シニア世代になったなら、なおさらミステイクを恐れず、「実験的に生きる」という姿勢を大切にしてほしいと思っています。

本当の頭のよさとは、失敗や挫折を経験しないことではありません。**失敗や挫折を経験しても、また立ち上がって次のアイディアを出し、前向きに進めることこそ、真のインテリジェンス**なのです。

それができる人は、**人生とは壮大な実験**であることを知っている賢い人です。

「そういう考え方もあるね」と言える人には、知性と品格がある

物事を自分なりに解釈したり、反論を展開したりすることの重要性をお伝えしてきました。ただそのときにも大切にしていただきたいのが、**「自分の意見が絶対に正しい」という決めつけは持たない**ということです。

物事の本質をとらえようとするとき、たった一つの答えを追い求め、ほかの考え方は「不正解」として取り除こうとする方は多いと思います。私にもそういった時期はもちろんありましたが、50歳くらいからその考えを手放すようになりました。

どちらが正しいのかなんて、本当のところはわからないのです。だからこそ、さまざまな可能性があるのだと受容することが大切なのであって、そのように**多面的に物事を見ることができる人は、知性と品格を感じさせます**。

いろいろな選択肢を踏まえたり、多彩な解釈を展開できたりする人は、人間としての幅が広く見えるのです。

たとえば私は精神科医ということもあって、大きな事件が起きたときなど、メディアからその犯人の人物像の分析を依頼されることがあります。

マスコミとしては、「この人はこういう人で、だからこの事件につながった」という単純明快な答えを期待しているのだと思いますが、私は最低でも10個くらいの可能性を挙げ、多角的に意見を述べるようにしています。

医師として、「この人はこうです」と、人のパーソナリティを決めつけて断言するのは、非常に乱暴なことだと思っているからです。

クリニックで患者さんのカウンセリングをするときも、相手の話を聞きながら、少なくとも10通りほどの可能性を想定し、診療を進めるにつれて、可能性をしぼっていくようにしています。そうすることで、より適切な診療を施すことが可能になるのです。

世の中には自分の知らない、さまざまな可能性が溢れているものです。

たとえば「売れっ子になる」「ヒットメーカーになる」ということ一つとっても、その方法は多様に考えられます。

世界で最も影響力のあるワイン評論家とされる、アメリカ出身のロバート・パーカーという人がいます。

もともと彼の本業は弁護士で、ソムリエでもなんでもありませんでした。

パーカーの斬新だったところは、それまでプロの間で美味しいとされていた高級ワイン、たとえばシャトー・マルゴーなどではなく、アメリカの一般大衆に受けそうなテイストのワインを高く評価したことです。

そういったジャッジが大勢の人に受けたからこそ、彼は大評論家となったのであり、今ではこの人にちなんだ「パーカーポイント」なる評価方法でワインが採点されています。

仮に彼が、とても舌の肥えた、繊細な味を好む嗜好の持ち主だったのだとしたら、これほど影響力のある人物にはならなかったでしょう。

私たちは、突出した才能のある人こそ世間を変えるヒットメーカーになれるのだと考えるようなところがありますが、実は天才であることが邪魔になる場合だってあるかもしれないということです。

尖った感覚よりも、ごく一般的な大衆の気持ちにシンクロできるような平凡な感覚が生きる場合だって、大いにあるのです。

作品や商品に対する世間の評価も、成功者に求められる素養も、時代とともにどんどん変わっていくものです。

先にも触れましたが、直木賞作家・九段理恵さんの例のように、ＡＩを駆使して執筆するなど、ひと昔前では考えられないことでしたが、これからはどれだけデジタルツールを使いこなせるかが、作家に必要とされる能力の一つとなってくるのかもしれません。

そしてさらにそのなかでも、図抜けた文章をＡＩに書かせた人がヒットを飛ばすのか、もしくは、ごく一般的な人たちの心をつかむような内容を目指した人が一時代を築くのか、といったさまざまな可能性が考えられるわけで、正解はわからないのです。

あるいは日本は英語教育に非常に熱心で、自分の発する英語で海外の人とコミュニケーションがとれることに絶対的な価値を見出していますが、これも私からすれば疑問に感じます。

これだけ翻訳ツールが発達している今、それらに頼ることなく、自身で外国人と話をすることに躍起《やっき》になるのは、まったくもって非合理的だと思うのです。英語力を身につけることに時間を割くのであれば、翻訳ツールにかける前の内容を充実させたほうが、よほど賢くなるのではないかと感じます。
母国語以外の言語を学ぶこと自体が脳に役立っている可能性もないとは言い切れませんが、国民の98％が英語しか話せないアメリカ人のなかから、あれだけノーベル賞受賞者が輩出されていることを考えると、個人的には効果はないと思っています。

これだけ世の中が変わるスピードが速く、昨日の正解が今日の正解とは限らないなかで、**一つの答えに固執することは、おそらくもう時代に合っておらず、ナンセンス**と言えるのではないでしょうか。

人生とは理屈通りにいかないことだらけですし、自分のなかの常識や理論が覆されることだって大いにあるものです。そのことを理解しているシニアは、余裕と風格を漂わせます。酸いも甘いも噛み分けた、知性のある人だと周囲の人の目に映るでしょう。

逆に言えば、**「自分が絶対に正しい」「異論は認めない」と強硬に主張する人は、時代の流れに逆行するので、自身も生きづらくなりますし、頭がよいとも思われにくい**ということです。

物事を多面的に考えられる人は賢くて優しい

一つの答えに固執することの危険性についてお話をしましたが、人や物事に、さまざまな要素や側面があるのだと理解することは、知性を高めるだけでなく、メンタルの面にも非常によい影響をもたらします。

私は精神科医として、長年「**決めつけはうつ病のもと**」と言っています。

人は、「絶対にこうあるべきだ」という信念や思いが強すぎると、それが思い通りにならなかったときに、落ち込んだり、心が不安定になったりしやすいのです。

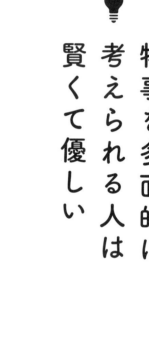

正しさで自分を縛るほどに、不機嫌さやストレスが生じ、生きづらくなっていきます。

ですから、物事はなるべく多面的に考えるようにしたいものです。一つの答えで決着をつける必要などありません。自分の優位性にこだわる人ほど、この「うやむや」な状態を嫌うものです。けれど、「それもそうかもしれないね」「まあ、どっちでもいいよね」と柔軟にとらえ、時には受け流せるようなスタンスをとることは、結局のところ、自分が心地よく生きるための術《すべ》であり、賢い知恵なのです。

それは人間関係においても同じです。相手に対して思い込みや偏見を一方的に持つほどに、対人面におけるストレスは肥大化していきます。

どのような人にも、素敵な面とダメな面があります。両方を持っているのが人間で、どちらかだけの人はいません。ですから、**相手の素晴らしい面だけを見て過剰に称賛するのも、反対に、ダメな面だけに焦点を当てて非難するのも、どちらも決して頭のよい行動とは言えない**と思います。

たとえば芸能人の不倫が報道されると、みなこぞって袋叩きにするでしょう。でもそこで、あえて世間の風潮に逆行し、その人のよい面を見つけてみたりする。そういった寛容さを持つことも、頭のよさの一つだと思います。

認知心理学の世界に、**「メタ認知」**という言葉があります。これは、自分が認知していることを、俯瞰《ふかん》の視点から認知するということです。

つまり、自分が何らかの考えを抱いたときは、その内容を客観視しながら、他の考え方はないかな？とか、自分の思いこみに縛られていないかな？などというふうに、自問自答する習慣をつけることが大切なのだと思います。

一つの見方に固執せず、いくつかの見方ができる人、つまり「認知的複雑性」が高い人は、考え方の違う相手のことも理解し、総合的な判断をすることができます。

さまざまな角度から物事をとらえ、「あの人にもこういう、いいところがある」「もしかしたら、こういう事情があったのかもしれない」という寛容さを持てる人は、人としてとても成熟していて優しく、知的だと思いませんか？

言語化力とは、難しい事柄をわかりやすく表現する力

人間関係についてお話をしたところで、ここからは「話し方」についても触れていきたいと思います。

頭がよい人の一つの要素として、話が上手だったり、話し方が魅力的であったり、といったものがあると思います。

日本人はどちらかというと、ペーパーテストの点数がよかったり、読書家で豊富な知識を持っていたり、そういった人を頭がよいととらえる傾向がありますよね。

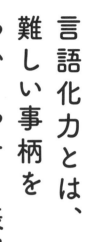

けれど、多くの人に注目されたり、人を惹きつけたりするような人は、やっぱり**言語化力**に優れているのだと思うのです。

池上彰さんにしても、膨大な知識の量はさることながら、その知識をわかりやすく言語化する力が突出しているから、これだけ活躍し続けておられるのでしょう。

私が思う**言語化力とは、「わかりづらいことをわかりやすく表現する力」**です。

多くの人がなんとなく、難しい言葉をたくさん使える人を賢い人だと思いがちですよね。けれど、難しいことをわかりやすく話すことのほうが実はテクニックがいるものので、かつ必要とされることなのだと思います。

日本では一般書を書く人より、小難しい論文を書く人のほうが、どちらかというと権威があるようにとらえられています。一方アメリカなどでは、一般書を書いている人のほうが高い評価を得ていますし、また大学の教諭なども、「ティーチングスキル」といって、わかりやすい講義をする人が評価されているのです。

私自身の話をすると、日頃、医師としてさまざまな患者さんに接するなかで、医者は、説明が下手であると成り立たない職業だなとつくづく感じます。

入り組んだ話、複雑な話も発生するなかで、それらをわかりやすく説明するのももちろんのこと、さまざまな知的レベルの方が来てくださいますから、人ひとりに合った説明をすることが求められるわけです。そういったなかで、少しでも相手が理解しやすく話ができるよう、普段から心がけています。

難しい単語や概念を誇らしげに振りかざすのではなく、相手の理解度を丁寧に踏まえながら、わかりやすく話す。そういった高齢者こそ、品性と知性を感じさせるのではないでしょうか。

養老先生が、人間には「バカの壁」があるとおっしゃっていました。これは、話が通じないのは相手がバカだからなのではなく、人それぞれで認知の仕方が違うため、会話をした際、こちらの意図した通りには伝わらないことがあるのは仕方がないということです。

そのことを前提としつつも、相手に理解してもらうための最適解《さいてきかい》を模索するということが大切なのだと思います。

「まとめる力」があってこそ「伝える力」が発揮される

話が上手な人とそうでもない人を分ける最も重要なポイントは、得た情報や知識、自分の考えなどを「まとめる力」があるかどうかだと思います。

わかりやすい話をするためには、まず自分なりにその内容を理解している必要があります。そこで重要になってくるのが、**物事の大枠を理解する、つまりまとめる**ということなのです。

多くの学者は細かいことで議論を戦わせる傾向がありますが、大切なのはディテールではなく、要点や概略をつかむことだと思います。たとえば「仏教とキリスト教とユダヤ教とイスラム教の違い」や「仏教のなかでも、法華経と般若心経の違い」を説明したいと思ったときに、大雑把でもよいので、それぞれの全体像がわかっていれば、説明しやすくなるでしょう。

自分の考えを理路整然《りろせいぜん》と伝えるにしても、面白い話に発展させるにしても、もとになるのはまとめる力であり、この力が身につくことで、はじめて伝える力が発揮されるということです。

誰かと会話をする際も、要約する力があれば、「つまり、この人の言いたいことはこういうことかな」と、ポイントをつかむことができます。そうやって相手の伝えたいことや意図していることを理解できたなら、ニーズを満たしてあげることができるでしょう。

このように、**まとめる力は、コミュニケーションにおいて非常に重要な能力です**。

けれど残念なことに、日本の教育はこの「まとめる力」を伸ばすことにあまり重きを置いていません。外国では長い文章や論文を読み、その内容をまとめるという教育が行われているのに対し、日本では登場人物の心情理解をしたり、自分なりの感想を述べたりすることを求められます。なにもわざわざまとめる力を鍛えなくても、読解力は自然に身につくものと思われているのです。

それにも関わらず、**ＯＥＣＤ（経済協力開発機構）の調査では、日本人の読解力は世界の平均水準を下回っていることが判明**しています。

つまり私たち日本人はこれまで、考えや知識をまとめるためのトレーニングをきちんと受けてこなかったということで、それが伝える力にも影響を与えていると言えるでしょう。

「自分にはまとめる力くらいあるよ」と思ったとしても、いざ話そうとするとうまく言葉にならない、言いたいことが整理できない、といった具合になるのであれば、それは結局のところ、まとめられていないということなのです。

けれど、この**まとめる力も、少し意識を変えてみたり、日々のなかでトレーニングをしてみたりすることで、たいていの人が身につけることができます**。結局ここでも大切なのは、ちょっとした技術と意欲なのです。

本や新聞などを読んだら内容をまとめてみる

まとめる力をつけるために効果があるのは、**さまざまな情報に触れたときに、その内容を要約してみる**こと。「なんとなくわかった」で終わらせないということです。

本や文章を読んだり、人の話を聞いたりしたときなどに、頭ではわかった気になっても、仮に「では、今の内容をまとめてください」と言われたら、戸惑ってしまう方が多いのではないでしょうか。

「わかった気になる」のと、「実際に内容をきちんと理解していてまとめられる」というのは、まったくの別物なのです。だからこそ、意識して要約する訓練を重ねていくことが大切です。説明作業を日々、怠らないということです。

要約しようとするときは、「一番大切なことは何か」を念頭に置くようにしましょう。「あれも言いたい、これも言いたい」となると、散漫《さんまん》になり、内容がまとまらなくなってしまいます。まず核となる部分を見極め、そのうえで肉付けをしていくのです。これは会話をするときにも重要です。**最初に結論ありき、といった話し方をすることで、話の方向があっちこっちにブレるのを防ぐことができます**。

また、たとえば「頭をよくしたい」と思って本書を読まれているように、何らかの目的を持って読書をする場合は、章単位でじっくり読むことをおすすめします。

速読できるのが格好いいと思われる風潮がありますが、一冊全体を素早く通読できることが善というわけではありません。むしろ、まとめる力を身につけようと思ったら、パラパラと読み流すのではなく、要所、要所で立ち止まり、「ここまでの部分をまとめてみよう」と振り返るような、「**部分熟読**」を目指してみてください。

パートごとに立ち止まりながら、要約してみる。この繰り返しで、まとめる力がおのずとついていきます。

譬《たと》え話をうまく使う人の話はわかりやすい

「**譬え話を効果的に使う**」というのも、わかりやすく話をするためのポイントだと思います。

たとえば行動経済学において、「人間は損か得かに反応する、特に損に反応する」という説があります。人はそれぞれ「参照点」と呼ばれる基準を持っています。これは損か得かを判断する基準点のことで、個人差があるものです。この参照点を説明するために、例を出してみましょう。

たとえば、100億円持っている人が1万円損をしたとします。一見、大した損害ではないのでは？と思いそうなものですが、その人の参照点は100億円ですから、そこから1万円の損失が出ると、ものすごく損をしたように感じてしまうのです。

一方、1000円しか持っていない人が、100円得をしたとします。この人は参照点が1000円ですから、そこから100円儲かっただけでも、とても幸せに感じるということです。

あるいは、若い頃にお金持ちだったり、異性にモテたり、出世街道をひた走ったりしていたような人は、仮に高齢になってさまざまなものを失ったりした場合、何でも持っていた昔と比較して、今の自分をみじめに感じてたまらなくなってしまうかもしれません。

一方、若かりし頃、ものすごく貧乏で、異性にもモテず、満足のいかない人生を送っていたような人が、高齢になって特別養護老人ホームに入ったとします。

そうすると職員の人は親切にしてくれる、熱さ寒さも感じず快適な室温で過ごせる、それまでよりはるかに美味しい食事ができるといった感じで、人生の最後に大きな喜びを感じることができるわけです。

つまり、**高齢になるにつれ、参照点は下げていったほうが、幸せの基準が下がり、心は満ち足りていく**ということです。

ここでは「参照点」を説明するために、譬え話を活用してみました。

たとえば経済の話であれば、**難しい経済用語をふんだんに使って話すより、こういった例を効果的に使ったほうが、はるかに物事をわかりやすく伝えることができる**ことでしょう。このような話術こそ、年齢を重ねた人に求められる力なのではないかと思います。

わかりやすく譬え話をする場合にも、土台となるのはまとめる力です。まず内容を自分で咀嚼《そしゃく》し、骨組みをつかんでこそ、そこに肉付けをしていくことができるのです。

スピーチをするなら事前に原稿を用意する

人の心を掴むような話上手になりたいと思った時には、やはり日頃から準備をしておくことが欠かせません。

スピーチをしたり、人前で話をしたりする場面があるのなら、事前に原稿を用意しておくことをおすすめします。

たとえば結婚式のスピーチを頼まれたら、自分で原稿を書いて読んでみる。それを家族や友人に聞いてもらい、意見をもらいながらブラッシュアップしていくのです。

あるいは自分では書くことが難しいという場合は、人の手、時にはプロの手も大いに借りてください。

日本人は、政治家にしても何にしても、スピーチの原稿を準備しておく習慣が少ないと感じます。あるいは官僚がつくった原稿を、さして理解もしないままに、ただ読んでいるだけという印象を受けます。

J・Fケネディがニクソンに勝利して第三十五代アメリカ大統領に就任したときの勝因は、素晴らしい演説であったとされています。

ケネディは人気の高い人物でしたが、もともとは学者肌の人です。ハイレベルな論文はたくさん書いていましたが、実は口下手で、話すこと自体はあまり得意ではなかったそうです。

そこで彼は、一流のスピーチライターに依頼をして原稿を作成してもらい、猛烈にスピーチの練習をしました。その結果、聴衆の心をとらえ、大勝利を収めたわけです。

「あなたの国家が、あなたのために何をしてくれるかではなく、あなたが、あなたの国家のために何ができるかを問おうではないか」。

これは1961年、ケネディが行った大統領就任演説の一節です。

アメリカ国民たちは、当時四十三歳という若さで就任した新大統領の、この情熱的なスピーチに心を震わせました。

ケネディは自分がスピーチが得意ではないということをよく自覚しており、だからこそ演説の際は、プロの力を借りて原稿を用意していました。そしてその原稿を読み込んで入念にリハーサルを行ったことで、国民の心をとらえたのです。

ここに、なんとなく原稿を読んでいるだけの日本の政治家との、圧倒的な違いがあるように感じます。

「そら」でスピーチができたり、その場で瞬発的に話ができたりするほうが頭がよさそうに思えるかもしれませんが、事前に周到に準備をしておくことはとても大切なことですし、原稿を専門家に任せること自体、何ら恥ずべきことではありません。

大切なのは、受け取った原稿をきちんと咀嚼《そしゃく》し、自分のなかに落とし込めるかどうか。そして、「自分だからこそできるスピーチ」に昇華《しょうか》できるかどうかです。

そのためにも**まずは理解できるまで読みこなし、かつ練習をして、自分のものにすることが重要**なのだと思います。

たとえば先にも例に出した結婚式のスピーチに関しても、原稿を持参して読むことは、少しも悪いことではありません。

公式行事でスピーチをする人は、用意した原稿を読み上げるのが通常でしょう。それだけ格式高い場なのだという印象を与えますし、おごそかな感じがするものです。

ですから結婚式などのスピーチの際も、堂々と原稿を持って行けばよいのです。落ち着いた態度で祝福の言葉を述べられる人は素敵ですし、きちんと事前の準備をしてくれたのだなと、主催者側も嬉しく思うでしょう。

事前に用意することもなく、「出たとこ勝負」とばかりにまとまりのないスピーチをするほうが、よっぽど失礼に当たるのではないでしょうか。

頭がよい人、話すのが上手な人は人知れず努力している

事前に原稿を用意することの重要性についてお話をしましたが、しゃべくり漫才の天才と呼ばれた横山やすしさんにしても、実は中田明成氏というおつきの漫才作家がいて、その人が台本を書いていました。そこにオリジナルのアレンジを加えていたからこそ、やすしさんは天才と言われたわけです。

重要なのは、「発表する内容を一から自分で考えること」ではなく、「受け取った原稿を、自分にしかできない方法で面白く演じること」なのです。

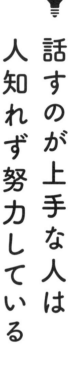

役者さんにしても、脚本家が書いたシナリオをどう解釈し、演じるかによって見え方がまったく違ってくるのであって、そこが役者冥利《みょうり》に尽きるところだと言えるでしょう。水谷豊さんがドラマ『相棒』の脚本をどう読むかで、右京《うきょう》さん（役名）のキャラクターや立ち居振る舞いなども大きく変わってくるわけです。

住職の方の法話も同じことが言えます。もちろんお坊さん自身の体験に基づいて行う場合も多々あるでしょうが、メディアなどからネタを仕込んで、自分なりにアレンジして話すケースもあります。その加工力に、その方オリジナルの魅力が出るのだと思います。

瞬間的にうまい話ができたり、咄嗟《とっさ》の切り返しに長けていたり、そのように見える人たちも、多くの場合、日頃からたゆまぬ努力をしています。

とある学者さんは、鋭い切り口と当意即妙な受け答えで、テレビ番組でも活躍する人です。その方を見ていると「なんて頭がよい方なのだろう」と感嘆してしまうのですが、かなりきっちりと事前の準備をしており、また、自分が出た番組は必ず録画を見返して反省点を次に生かしたりしていると聞いて、やはり人知れず努力をしているのだと感じました。

はたまた、自由奔放《ほんぽう》に話しているように見える、ある人気お笑い芸人さんも、実は生放送のコマーシャルの間はじっと黙り込んで、次に話すことを熟考しています。替え歌の天才、嘉門達夫さんにしても、日頃からアンテナを張り詰め、「何かしらのネタになるのでは」と少しでも感じたら、即刻メモしているそうです。

このように、**天才的な能力を発揮している人たちこそ、入念な準備を怠らないものですし、常日頃、努力を重ねている**のです。

もちろん、先天的な能力がずば抜けているケースもあるでしょう。

明石家さんまさんは、私がこれまでにお会いしたなかで、テレビの世界にもっとも向いていると感じた方の一人です。

無論、さんまさんにしても日頃から努力をされていることは大前提ですが、誰に何を言われても、瞬時に面白い空気に持っていける回転の速さがあります。話し手がどんなに面白みに欠ける人だったとしても、うまくアドリブ力を利かせ、その人のユニークな部分を引き出すアプローチが一瞬でできるわけですが、これかなりはレアなパターンだと言えるでしょう。

「やっぱり持って生まれたものが大きいのか」とがっかりされるかもしれませんが、この本を読んでいる方の中に、さんまさんのようなテレビ界のトップを目指している人はほとんどいないでしょう。

なにも天才を目指す必要はないですし、天才にはなれないと自覚したほうが、心の安定を保てると思います。

天才にはなれなかったとしても、努力や習慣で今よりもっと頭をよくすることはできます。その結果として、賢いおじいちゃん、賢いおばあちゃんになることは十分可能なのです。

上手な話し方は訓練すれば誰でも身につく

まとめる力や魅力的な話し方は、訓練を重ねれば確実に身につくものです。ですから、「どうせ私は口下手だから」と諦めるのは非常にもったいない。大切なのは場数《ばかず》を踏むこと、そして、「話上手になろう」という意欲を持つことです。

私は今でこそ、言語化力や話す力には多少の自信はありますが、もともと理系ということもあり、中学・高校時代は国語も作文も大嫌いでしたし、決して話すのも得意なほうではありませんでした。

ですが、大学時代に週刊誌のライターをしていたとき、自分の書いた文章を編集者にひたすら直されているうち、いつしかわかりやすい文章を書けるようになっていきました。もちろん、今こうしてたくさんの本を出版させていただいている中でも、文章力が研磨されていっていると感じます。トークにしても、講演会などをやらせてもらっているうちに、自然と話す力が身についてきたのです。

私は教育者として、**「勉強をしているのに成績が悪い子と、勉強をしなくて成績が悪い子、どちらを受け持ちたいですか？」**と聞かれることがあります。

答えは問答無用で「勉強をしているのに成績が悪い子」です。なぜならば、もとから勉強をしている子は、その意欲があるというだけで大きなアドバンテージを持っているからです。こういう生徒は、成績をよくするための方法を知らないだけで、やり方さえ変えれば必ず勉強ができるようになっていきます。一方、しない子をやる気にさせ、実行させるのはかなり難しいのです。

大切なのは、よりよい自分になろうという思いを持ち、効果的な方法で努力を続けること。持って生まれたものは関係ありません。**正しいトレーニングを重ねれば、誰でも話上手になれる**のです。

第3章

老いや病気と賢く向き合う

医者の言いなりにならない賢さを持とう

この年代の方の関心事といえば、老いや病気に関するものが圧倒的に多いのではないでしょうか。

誰だってできれば老化もしたくないし、病気にもなりたくはありません。けれど生きている以上、人は老いていくし、病にもかかります。そういったなかで、それらとどのように向き合うかという姿勢は、人生の質そのものに関わってくると言えるでしょう。

この章ではそういったことを踏まえ、私が考える「老いや病気との知的な向き合い方」をお伝えしていきたいと思います。

読者の皆さんのなかには、かかりつけの病院がある方も多いかと思います。

ここで改めて振り返ってみてほしいのですが、その医師の言う通りに薬を服用して、調子は悪くなっていませんか？　あなたが抱える疑問や不安に対し、その医師は雑な対応をとったりしていませんか？　あなたの体質や状況を加味することなく、「とりあえず薬を飲んでおけば大丈夫」という雰囲気を出していませんか？

もし思い当たることがあるのなら、その医師を疑ってみてください。そしてその人が不機嫌になるのを承知の上で、診察の際、質問したり、臆せず自分の意見や希望を言ったりしてみるのです。メモをとったり、録音したりするような姿勢を見せると、医者も横柄《おうへい》な態度はとれず、丁重に対応しようとするのではないでしょうか。

それでも自分が安心できるようなコミュニケーションがとれないのなら、別の病院を探すことを視野に入れてみましょう。

多くの方が、医者という存在を絶対的なものだと思い込んでしまっているように感じます。どの病院に行っても、変わらず最善の治療が受けられるものだと信じている人は少なくないでしょう。

けれど、決してそんなことはありません。**医者は万能ではないし、彼らの言うことは絶対ではない**のです。

経験のある方も多いでしょうが、病院が効率重視に陥り、一人ひとりをじっくり診ることができなくなっているというケースは多々あります。その人の状態をつぶさに観察することなく、ひたすら数値を正常値に戻すことに必死になってしまう。そのために、その患者にとって本当に有益かどうかわからない薬であっても、杓子定規《しゃくしじょうぎ》に処方するのです。

私は、**安易に薬に頼るべきではない**と思っています。

もちろん、風邪や頭痛などが辛いとき、一時的に力を借りるぶんには問題はないでしょう。しかし、長期にわたって薬を飲み続けることで、内臓の機能が衰えていくことも考えられますし、多剤服用のリスクもあります。

ですが、**医者がこういった薬の副作用について話すことは多くありません。**

高齢になるほど薬の副作用は出やすくなるものですから、薬を飲んで体調が悪くなったのであれば、時には薬を捨てる勇気も必要になってくると思います。

血圧、血糖値、コレステロール値……大切なのは、血眼《ちまなこ》になってこれらの数値を正常値に戻すことではなく、自分の体からのサインに目を向けることです。

私は血圧が最大220ですから、高血圧とされる140をはるかに超えています。それでも医者から処方された通りに薬を服用することはありません。指示通りに薬を服用して無理に血圧を下げてしまうと、頭がボンヤリしてしまうからです。

そのため、自分で薬の量を調整しながら、おおよそ170あたりを維持できるようにコントロールしています。

また、血糖値に関しても、放っておくと600くらいになります。正常な血糖値は140未満と言われていますから、こちらも平均よりかなり高い状態ですが、処方された通りの量は飲まず、運動をすることで300くらいまで下げています。

薬を服用して無理に正常値に近づけようとし、不調になるくらいなら、たとえ将来的に病気になるリスクがあったとしても、今、心地よく毎日を過ごすことのほうが、私にとっては重要なのです。必要以上に健康を気にして我慢を強いられる生活を送るよりも、長生きにこだわらず、死ぬまで楽しく、自分らしく生きたいと思っています。

自分が受ける医療は自分で決めていいと私は思います。それは、自分がどう生きたいかということにそのままリンクするでしょう。

あなたの医者は、あなたの人生観や死生観を理解しようとしてくれる人ですか？
大事な命を任せるに足る人でしょうか？

常にそんな問いを持ってみてください。**医者の言いなりにならないということは、シニア世代を迎えた私たちの人生の質を向上させる、大切な知性**だと思います。

医者も病院も、自分で見極め、選ぶ

それでは、自分にとってよい病院、そしてよい医者とは、どのようにして見分けるのでしょうか？

まず先にお伝えしておきたいのが、恐ろしいことに、日本の医師は、患者のその後の人生については考慮せず、「死にさえしなければなんでもいい」と思っている人が圧倒的に多いということです。

彼らは、自分の病院を訪れる患者の生活の質がその後どれだけ低下してしまうか、どのような後遺症が残るのかといったことには、残念ながら関心を示しません。また時には、患者よりも、自身のメンツを優先することも往々にしてあります。

そういったなかで、患者の想いや不安にしっかりと向き合い、適切な治療を施してくれる医者に巡り合えるかどうかは、非常に重要です。

よい医者と出会えるか否かで、心身の健やかさや安定感、そして人生の幸福度は大きく変わってくるでしょう。


信頼できる医者の条件の一つとして、ことさらに標準的な数値や方法にとらわれるのではなく、**患者一人ひとりの状態に合わせた、柔軟な治療ができる**ということが挙げられます。「基準値至上主義」の医師は信用できないと私は思っています。

たとえば薬を処方したあとは経過観察を丁寧に行い、この患者さんは薬の量を減らしたほうがよいようだとか、この方は血圧が多少高くても調子がよさそうだなどと、患者さん一人ひとりの状態を踏まえながら、柔軟に対処すべきです。

実際に私も、「先生に処方された薬を飲んだら調子が優れない」などと患者さんから言われれば、すぐに量を減らしたり、別の薬に替えたりします。そのようなことを繰り返しながら、その患者さんにとって最適な治療法を見つけていくのです。

また、特定の疾患《しっかん》や臓器だけを診る、というスタンスの病院は推奨しません。**その人の年齢、体質、その他の持病などといった要素も考慮しながら総合的な治療を施してくれる病院を探しましょう**。そういった意味では、個別の臓器を専門的に診ることが多い大学病院は、高齢者にとっては最良の選択とは言えないと感じています。

そして主治医は、話すと気持ちが楽になるような、通院するのが楽しみになるような人であることが大切です。心身を健康にするための病院で、不安やストレスを抱えてしまっては本末転倒でしょう。

場数《ばかず》を踏めば、相性のよい医師と出会える可能性もそれだけ高くなります。

医者も病院も、自分にとってベストな選択肢を自分で見極め、選ぶ。それはシニアに求められる大切な知恵だと思います。

健康診断を絶対視する必要はないと理解する

健康診断の結果に一喜一憂したり、不安をあおられたりしている方も多いことと思います。そのような方には衝撃的かもしれませんが、私は、健康診断の数値を絶対視する必要はないと思っています。

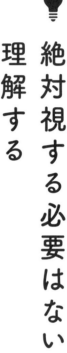

その理由は、**検査結果と実際の健康状態がリンクしていないから。数値が異常でも健康な方はいますし、その逆で、数値が正常でもあっても病気にかかる人もいます。**

このような現象が起きる理由は、日本の健康診断は、相対評価によって「正常」の数値を設定しているからです。健康とみなされる人たちの数値から平均値を割り出し、その95％の範囲内に収まる人を「正常」、そこから外れる人を「異常」とします。

つまり、例えば「コレステロール値が異常」という結果が出た場合も、あくまで平均値から外れたというだけのことであり、明らかに病気になるというエビデンスがあるわけではないということです。

健診では何十項目という項目を検査されるかと思いますが、そのなかで病気との明らかな因果関係を持つのは、血圧や血糖値、赤血球数など5項目程度ほど。それ以外の項目に関しては、明らかな異常値ではない限り、将来的に病気になるというエビデンスはないのです。

コレステロール値に関しては、高いほうが免疫力が上がり、がんになりづらくなることがわかっています。また、血糖値を無理に下げようとすると、低血糖になり、意識障害のリスクが高まります。また、血圧を下げ過ぎると転倒の危険性が高まります。

こういったことを加味せず、**やみくもに正常値を追いかけることは危険**です。健康診断を受けるより、**脳ドックや心臓ドックを受けるほうが、突然死につながる恐れのある病気の発見に役立つので、よほど価値がある**と言えます。

老いに抗《あらが》うのは楽しく生きるための大人の知性

この本のコンセプトに通じますが、「自分はまだまだ若い」という気持ちで生きることは、とても大切です。

実際に今のシニアは昔に比べてずっと若々しく、いろいろなことができますし、70代でノーベル物理学賞を受賞された小柴昌俊さんなど、高齢になっても華々しい活躍をされている人はたくさんいます。

年齢を理由に自分の可能性を狭めてしまうのは、とてももったいないことです。**世間一般で「若作り」と言われるようなことは、実際に老化のスピードを遅らせてくれ**

ます。今後は「もうこんな歳だから」という言葉は一切封印し、自分の豊かな可能性を信じてください。

とにかく、**老いと闘える間は、しっかり闘い抜くことが大切**なのだと思います。**頭も体も、使えば使っただけ、老化を遅らせることが可能になります**。

私が多くの患者さんを診てきたなかで感じるのは、急激に衰えてしまう人というのは、ご自分の年齢を理由に、さまざまなことをやめてしまった人です。

「自分にはまだまだできる」という気持ちは、人生を底上げしてくれるものですし、実際にそのような意欲を持っていろいろなことに挑戦し続ける人は、肉体的にも精神的にも若さを保てるでしょう。

今日元気に歩けている人が、一年後も同じ状態を保っていられる保証はありません。とにかく、「本気で老いと抗う」と決めてみてください。**今できていることに感謝し、その機能をめいっぱい活用することで老化と闘うのは、楽しく、豊かな人生を生きるための大人の知性です**。

老いを受け入れるのも、心豊かに生きるための知恵

老いに抗うことの大切さをお伝えしましたが、一方で、ちょっと矛盾するようですが、「**老いを受け入れる**」ということもまた、心地よく、賢く生きるために欠かせない姿勢だと思います。

老化と闘うという姿勢は、確実に人を若くいさせてくれます。

ですが、人間は必ず老いていくものだということは紛れもない事実です。そこから目を背け、永遠に反発していては、人生はとても窮屈で苦しく、そして悲哀に満ちたものになってしまうでしょう。

私は高齢者医療の現場である浴風会病院に勤務し、高齢者の脳や臓器についての研究に、長年携わってきました。

私が勤務していた当時は、年間100例ほどの解剖が行われていましたが、その結果判明したのは、85歳を過ぎると、脳にアルツハイマー型の神経変性がない人、体内にがんがない人、動脈硬化が生じていない人は一人もいないということです。

どんなに日々の生活習慣に気を付けても、努力を重ねても、ある程度の年齢になれば、誰もが認知症や生活習慣病にかかるものなのです。

このように、**人は必ず老いるものであり、それが自然の摂理です。そのことを理解しておくと、自分の老化を感じたときに、慌てふためいたり、悲観的になったりすることも避けられるのではないでしょうか**。

まずは徹底的に老いと闘う。そして、老いが訪れたら訪れたで、潔く受け入れる。

そんなふうに**「なったらなったなりに、前向きに生きる」**ということができる人は、大人としての知性を備えた人だと感じます。

そして老いを受け入れるということは決して、それ以降の人生を諦めるということと同義語ではありません。

たとえ寝たきりになったとしても、まだまだできることはあります。人とおしゃべりを楽しむこともできるでしょうし、いろいろなアイディアを練ることもできる。創作意欲を燃やし、たとえば物語や俳句、川柳などの制作に勤しんでもよいのです。

今、自分ができる限りの努力をすることをいとわない人は、どのような状況になったとしても、心に火を灯し続けることができるでしょう。

幸せかどうかを感じるのは、本人の主観によるものです。たとえば、同じような老化現象を自覚している二人の人がいるとします。一人は「こんなにも年をとってしまって、自分は不幸だ」と考えている。一方、同じ状況にいるもう一人は、「まだまだできることはたくさんあるし、これから伸ばせる力だってあるし、自分は恵まれている」と考えている……こんなふうに、**たとえ全く同じ条件のもとにいたとしても、考え方ひとつで、こんなにも見える世界は変わってくるものです**。

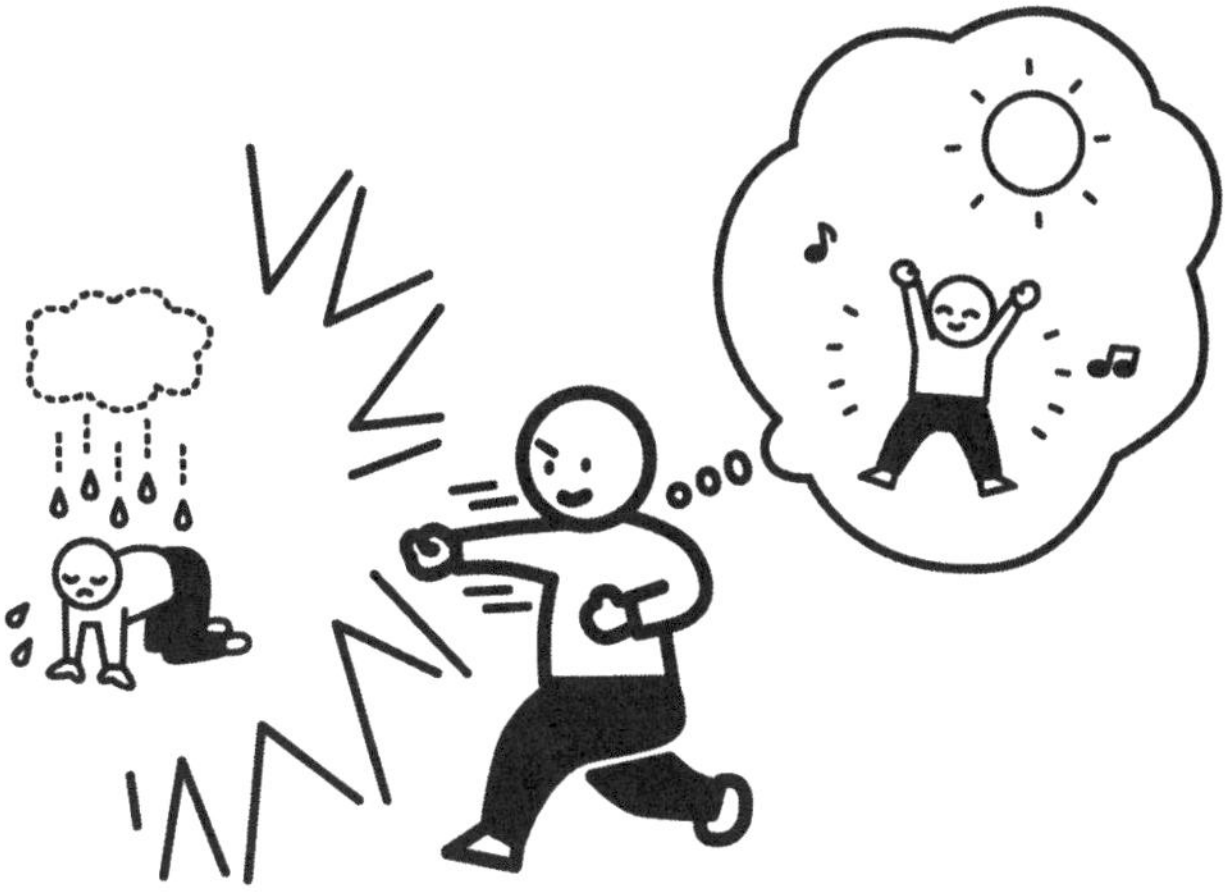

同じ状況下にいるのであれば、
どうせならポジティブに世界を見よう

マイナス思考は、脳、心、体の老化を促進させてしまいます。老化しないように努力することはとても大切ですが、老いたら老いたなりに生きていくというスタンスもまた重要です。その発想を持てないと、シニア時代を心豊かに生きることは困難になります。

老いを感じたときこそ、それ自体は仕方のないことと潔く諦め、「ではそのうえで、どうやってこれからの人生を幸福に生きられるか」ということへの挑戦心を持つようにしてください。そのような姿勢は、この世代の方々が備えるべき、前向きに生きるための最上の知恵だと思います。

「病気とともに生きる」という意識が精神を安定させる

前項目の「老いを受け入れる」にも通じることですが、病気に関しても、「**なったらなったなりに生きていく**」という精神を持つことが、老年期を心豊かに過ごすための極意なのだと思います。

人は必ず老いるものですし、老いるということは病気になるということです。ある程度の年齢になれば、何かしらの疾患《しっかん》を抱えていない人はほぼいないのです。

病気をはねのけるような生き方は、ある時期まではもちろん大切ですし、効果を発揮するでしょう。けれど、では**病気になったら人生が終わりなのかというと、そんなことは決してありません**。

病気を忌まわしいものととらえ、そこから目を背けるのではなく、「ともに生きる」とｗｉｔｈの精神で生きていく。病気であることを受け入れたうえで、どうすれば幸せになれるのかを探究するほうが、ずっと建設的だと思います。

精神科医の森田正馬《まさたけ》さんが提唱した「森田療法」というものがあります。

これは、不安を取り除こうとするのではなく、不安を抱えたままどう生きるかという考え方が特徴の心の治療法です。つまり、**変えられることについては悩み、変えられないことについては受け入れる**ということです。

たとえば、「自分は赤面症だから人から好かれない」という悩みを抱える患者さんがいたとします。

そのときに、森田療法ではその人の「顔が赤くなること」自体を変えようとはしません。赤面症であることを受容したうえで、人から好かれるための方法を考えるというアプローチをとるのです。

たとえば、もっとにこやかな表情を浮かべたり、話し方を変えたり、あるいは「尊敬している人の前では顔が赤くなっちゃうんです」とあらかじめ相手に伝えたりする、などといったアドバイスをします。

病気になった時もこのような考え方ができると、そこから先の生き方が変わってくるのではないでしょうか。

もちろん、病気の治癒を目指すのは大切なことです。ここで指しているのは、それが難しい場合についてです。仮に快復の見込みが持ちづらい病になったときは、その**病気があることを前提としたうえで、どうやってその先の人生を前向きに歩んでいくのかを考えることが大切**なのだと思います。

闘病ではなく、ともに生きる「共病」の精神を持ち、病気を手なずけながら生きていく……シニアに求められるのは、そんな穏やかな精神なのではないでしょうか。

その具体的な方法が、「今あるものに目を向ける」ということだと思います。まだ自分ができること、残っている能力に目を向け、大切にしながら生きるのです。

たとえ寝たきりになったとしても、詩や絵画の創作に意欲を燃やすなどして、「今できること」を最大限に生かしている方はたくさんいます。

パラリンピックの選手たちは、多くの競技において、健常者をはるかに凌駕《りょうが》する能力を見せます。持っている能力を最大まで高め、その突出したレベルで世界を相手に戦っているのです。これは、「できること」を極限まで伸ばした例と言えるでしょう。

「できないこと」が生まれたときは、代わりに「できること」をどこまで伸ばせるか、新たな挑戦が始まっているのではないでしょうか。

できないことを何かに頼るのは頭のよい生活のための極意

老いや病気を受け入れることの具体的な行動として、「自分を助けてくれるものは、毛嫌いしないで取り入れてみる」ということも意識してみてください。

たとえば、車いすや杖、補聴器、おむつなどの使用を頑《がん》として受け入れない人がいますが、「使うことでもっと生活しやすくなったり、できなかったことができるようになったりするのだから、どんどん使えばいいのにな」と思います。

私自身も、心不全の治療で利尿剤を服用しているため、トイレが心配なときは尿漏れパッドつきのパンツを活用しています。若干のわずらわしさはあるものの、外出先でトイレが見つからないときの不安や不便さを解消してくれるというメリットがそれをはるかに上回っており、とても助かっています。

日本のおむつは世界一性能が優れていますから、これを活用しないのは非常にもったいないと思うのです。

おむつに限らず、こういったものの力を借りるのはプライドが許さないという方は多いと思います。けれど、こうしたツールや文明の力を拝借することで、快適な生活が送れるのなら、素直に取り入れてみても損はないのではないでしょうか。

年齢とともにできないことは増えていきます。**自分ができないことを補うため、何かに頼ることは恥ずかしいことでもなんでもありません。それは人生におけるストレスを減らし、生活の質も格段に上げてくれる、立派な知恵の一つです。**

頭のよい人は認知症をやみくもに怖れない

老いに抗うこと、老いを受け入れることと同じように、**病気を必要以上に怖がらないということもまた、シニア世代の方が、これからの人生を賢く生きていくための知恵**だと思います。

高齢を迎えた多くの人、あるいはその家族が抱える悩みとして、認知症に対する不安があるでしょう。

個人的に、認知症ほど誤解されている病気もほかにないのではないかと思います。

「認知症になったら最後、何もできなくなるし、何もわからなくなる」という誤った解釈が横行《おうこう》していますが、決してそんなことはありません。**認知症になったからといって、すぐに人の顔がわからなくなるようなことはない**のです。意外に思われるかもしれませんが、最初の5年間くらいは、それまでとさほど変わらない生活を続けていける人がほとんどです。

さらに、**認知症の症状が進行した状態でも、知的な能力は残り続けます**。

69歳でアメリカの大統領になったドナルド・レーガン元大統領は、退任して5年後に、自身が実はアルツハイマー型認知症であったことを公表しました。その時にはかなり症状は進行していて、自分がまだ大統領だと思っていたようです。

おそらく、大統領就任中にはすでに初期の認知症にかかっていて、記憶障害などの症状は起きていたと思います。それでもレーガン氏は人望のある大統領として活躍し、偉大な業績も残しました。

レーガン元大統領の例からもわかるように、認知症になったら一切の判断力がなくなる、何もできなくなるなどと思うのは大きな間違いで、認知症になってもできることはたくさんあります。

危険を察知する能力、怖いものを怖いと思う感覚も、認知症を発症してからかなりあとの段階まで残りますし、むしろ、危険を回避するための防御反応は高まります。

私はこれまで３０００人以上の認知症の方を視てきましたが、徘徊中に転んでしまった人はいても、道で車にぶつかったという人は一人もいませんでした。車にぶつかるのは危険なことだと認識する能力は残っているからです。


先にも触れましたが、85歳以上の人で、脳にアルツハイマー型認知症の変性が起こらない人はいません。つまり、**認知症は誰もが罹患《りかん》するもの。病気というより老化現象の一つ**です。高齢になって体の機能が衰えるのと、何ら変わりはありません。

そして老化であるがゆえ、その進行速度もゆっくりとしたものですし、個人差があります。

一番避けたいのは、認知症だからといって悲観的になり、家に閉じこもってしまうことです。**頭と体をしっかり使うことで、認知症の進行は遅らせることができます**。

ですから認知症になったときこそ、意識的に以前と変わらない生活を送ることが重要なのです。無理に行動を制限するほどに、進行は早まってしまいます。

私自身、医師としてたくさんの高齢患者さんを診察してきましたが、**一人暮らしをしている人ほど、認知症の症状は進みにくい**ことがわかりました。それは、いろいろな家事をするなかで、必然的に頭を使うからです。日常生活を送るというのは、思っている以上に脳を働かせるものなのです。

認知症の方が一人で暮らすのは不可能なのでは？と思う方もいるかもしれませんが、先に述べたように、認知症になると防御反応が高くなるため、多くの場合、食事の用意なども自分でしっかり行います。食べることは自分の生存に関わることだからです。

認知症になっても、できることはたくさんあります。その「できること」を失わないように、残存機能をとことん活用し続けることが大切なのです。

認知症のポジティブな面を知っておく

先述したように、「認知症にだけはなりたくない」と、認知症になることがこの世の終わりかのようにとらえている人は多いと思いますが、認知症になってもまだまだやれることはたくさんありますし、医師の見解としては、ポジティブな面も大いにあると思っています。

認知症の症状が進んだ方ほど、嫌な記憶がなくなるせいか、ニコニコと温和な性格になり、多幸感にあふれているような印象を受けます。老人ホームなどでも、患者同士でレクリエーションを楽しんでいたり、職員とにこやかに会話をしていたりといった光景をよく目にします。
周囲がいくら不憫《ふびん》に思っていたとしても、当の本人が幸せでいられるのならば、それに勝るものはないのではないでしょうか。

また、かつては偉そうな態度だった人も、認知症が重くなると、いつしか誰に対しても敬語で丁寧に接するようになっていきます。
先にお伝えしたように、認知症になると防御反応が高まりますから、失敗やトラブルを起こさないように、相手が誰かわからなくても、ひとまずあらゆる人に丁重に接しようという意識になるのです。結果的に、朗らかでソフトな印象を与える、まさに理想的なシニアになっていきます。

認知症は誰もが経験する老化現象であることに加え、このような側面も持っています。であればこそ、「なったらなったでよい面もあるかも」という意識を持つことで、過度に怖れることはなくなるのではないでしょうか。

第4章

機嫌よく生きることは最高の知性

いつも上機嫌でいることは、賢く幸せに生きるための最高の戦略

頭をよくする方法として、最後の章では、「ご機嫌に生きる」ための極意をお伝えしていきたいと思います。

私は、**シニア世代の方々こそ、明るく、上機嫌に生きることが何よりも重要**だと感じています。

これまでお話をしてきたように、明るく、前向きな気持ちで生きることで、人生の可能性が広がるとともに、脳や心、体の老化が防止されます。

それに加え、**ご機嫌に生きるということは、シニア世代がこれからの人生を幸せに**

生きるための、最高の戦略だと思うのです。

高齢になるにつれ、若かった頃に比べ、体や頭の働きは衰えていきます。

そしてまた年を重ねるということは、仕事をリタイアしたり、親や伴侶、友人などを失くしたりと、さまざまな喪失体験が起こりやすい時期に突入するということでもあります。

そのように、**年齢を重ねるにつれて失うものも多くなっていくなかで、物事の明るい面を見つめ、朗らかに生きられるかどうかということは、その人の人生のもっとも本質的な部分を左右する鍵**となるのではないでしょうか。

ですからなるべくなら、ニコニコと笑顔で毎日を過ごしたいですね。

笑顔のパワーは絶大です。前頭葉が活性化されるのはもちろん、笑うことで人は精神的な安らぎを得ますし、「ナチュラルキラー細胞」という免疫細胞の働きが活性化されることにより、免疫力も高まります。声を上げて笑えば、内臓が刺激されて血圧が安定したり、自律神経が整ったりするという効果も得られます。

年齢を重ねた今こそ、上機嫌に毎日を過ごしていきましょう。

「あるもの」「できること」を愛おしめる、幸せ探しの達人になる

これまでのお話にも通じますが、年齢を重ねたら、**意識的に、自分に「あるもの」「できること」に愛情を向けながら生きることが大切**です。

バリバリやっていた仕事から退いた。でもそのおかげで、自由な時間ができた。

肩書を失ってしまった。でもこれからはそのぶん、自分らしく生きることができる。

昔に比べて足腰が弱ってしまった、でもまだまだ散歩は楽しめる。

寝たきりになってしまった、でも楽しくおしゃべりすることはできる。

こんなふうに、今の状況を意識的にプラスに転換して考えてみてください。そして、

「できること」の力を伸ばしたり、「今持っているもの」をめいっぱい活用したりすることにエネルギーを注ぎましょう。要は、**幸せ探しの達人**になるのです。

私はこれまでの数多《あまた》の臨床経験のなかで、**自分の老いや状況の変化を悲観し、ないものを数えて生きる人よりも、老いを受け入れたうえで、「自分にはまだ、あれもこれもある」と、「ある」を愛おしめる人のほうが、幸せそう**に見えることに気がつきました。

奥様に先立たれたとある男性の知り合いは、動画配信サービスのＮｅｔＦｌｉｘで一人で映画を楽しむという趣味を見つけたとたん、毎日に張り合いができたようです。「誰にも気兼ねなく、好きな作品を楽しめるからいいや」と言っていました。

年齢を重ねるにつれ、失うものが増えていくのは当たり前のことなのです。だからこそ、できないことに対してイライラするのではなく、できることに感謝し、ポジティブな思いを抱く。それが、ご機嫌な晩年を生きるか、不機嫌な晩年を生きるかの分かれ道になるのだと思います。

朗らかさや愛想のよさは社会性の高さを物語る

ポジティブな考え方が幸福に通じるとお伝えしてきましたが、社会的な面や対人関係の面から言っても、明るく、朗らかでいるということには大きなメリットがあります。

明るく、感じのよい人は、周囲の人たちから支持されやすいのです。若い世代の人たちにとって、「人生の先輩」とも呼べる年代に差し掛かったのなら、そのことにいち早く気が付く必要があります。私自身も若い時に比べてずっと、感じよくするということを意識するようになりました。

愛想がよいということは、そのまま社会性の高さにつながります。

一つの傾向として、高級なマンションほど、住民同士がきちんと挨拶を交わすことが多いようです。また住民同士でなくても、たとえば外部の業者の方などにも、気軽に会釈や挨拶をする様子が見られます。

一方、それほど高級とは言えない集合住宅では、住民が訪問者を明らかに警戒するような目つきで見たり、故意に無視をしたりするといった現象が見られるのです。

こういったことから、社会的な成功の度合いと感じのよさとの間には、深い相関関係があるのだと言えるでしょう。

朗らかでいるということは、ヘラヘラとしたり、相手に媚《こ》びたりするということではありません。それでは単なるお調子者になってしまいます。

明るい微笑みや優しい言葉、そういったものを相手に向けるということは、「私はあなたを否定しない」「あなたを受け入れる」というサインを表明するということです。

そこに、相手をヨイショしたり、迎合《げいごう》したりするという、卑屈な要素はないでしょう。あるのは、**相手への好意や信頼、尊重の思い**です。

アメリカの臨床心理学者であるカール・ロジャーズが、カウンセリングやコーチングの技法として、「傾聴（相手の話を真剣に聞くこと）」「受容（相手が話す内容を受け入れること）」「共感（相手の話す内容に賛同すること）」を挙げていますが、「感じよく接する」という行為には、この3つの要素が内包されていると感じます。

明るく、感じよく振る舞うということは、相手と真剣に向き合い、肯定し、理解しようと努力するという、とても知的な行為なのです。

あなたがなりたいのは、相手を否定し、萎縮させ、気持ちを萎えさせるようなシニアですか？　それとも、相手を肯定し、気持ちを照らして、時には生きる希望を与えられるようなシニアでしょうか？　答えは聞くまでもないでしょう。

感情のコントロールができない人は頭が悪く見えてしまう

にこやかで朗らかな人からは社会性の高さがうかがえると言いました。逆に言えば、**いつも不機嫌でむすっとした人は、それだけで「自分は社会性の低い人間です」と宣言しているようなもの**だということです。

思い当たることがある人は、今からでも遅くありませんから、自分のネガティブな感情をまき散らして周りの人たちを不快な気持ちにさせるのはやめましょう。自分自身の感情と上手に向き合いながら、穏やかに過ごせるよう心がけてみてください。

感情をコントロールできず、いつも不満げな表情を浮かべている人は、「人間的に未熟な人」という印象を周囲に与えます。

どんなにほかのスキルが優れていたとしても、不機嫌な人は、残念ながら、それだけで幼稚に見えてしまうのです。そして、せっかく優秀なところがあったとしても、その能力すらも過小評価されてしまう……という、なんとももったいないことになってしまいます。結局、不貞腐《ふてくさ》れた表情をしていることで、自分自身が一番損をするのです。

むやみに不機嫌にならないために大切なことの一つは、これまでにもお話をしてきたように、自分の信念とは相容《あいい》れない意見や出来事も、「それもそうかもね」と言って受け入れられるような器の大きさを備えることです。

心理学の世界に、「**曖昧《あいまい》さ耐性《たいせい》**」ということばがあります。これは言葉通り、物事の曖昧なところ、つまりグレーな部分にどれだけ耐えられるかということで、これが高いほど、認知的に成熟しているということになります。

白か黒か、敵か味方か、好きか嫌いか。物事をすべてこういった二択ではっきりさせたがる思考の持ち主は、認知的に成熟しているとは言えません。

そしてこのような人は、「○○以外は認めない」「○○はすべきではない」といった極端な考え方に陥りやすくなるため、どんどん許容範囲が狭まっていきます。また、自分にも相手にも完璧を求めがちなので、結果的に、不機嫌になりやすくなるのです。

一方、**いつもご機嫌でいられる人は、この曖昧さ耐性が十分に備わっている人**です。こういう人は、不機嫌な人が「0点か、100点か」でしか物事をジャッジできないでいる状況でも、「まあ、65点とれたからいいよね」「40点だけど、こんなこともあるよね。次回、頑張ればいいか」とサラリと受け止めることができます。

あるいは、白黒思考の人が、「あいつは俺の味方だと思っていたのに裏切られた！」と憤《いきどお》っているような場面でも、「まあ別にあの人は、敵とも味方とも言えないものね」と軽やかに受け流すことができるでしょう。

グレーゾーンを許容できる人は、みだりにカリカリせず、いつも落ち着いているので、結果として周囲に知的な印象を与えます。

歳をとるということは、さまざまな人と出会い、さまざまな経験を重ねていくということですから、グレーゾーンや人それぞれの事情、人生観を受け入れられる度量が広がっていくということだと思います。

けれどその一方で、感情を司る前頭葉の働きが鈍くなるため、感情のコントロールがしにくくなることがあるのもまた、事実です。

だからこそ、「毎日を意識的に過ごす」ということが必要になるのです。意識して前頭葉の働きを活性化させる、意識して自分の気持ちが明るくなるような考え方を取り入れる、意識して自分が喜びを感じられるようなことをやってみる。そんなふうに、意識的に自分が幸せになれるよう、工夫を施しながら毎日を過ごしてみてください。

「よい気分」は、もちろん自然と湧き上がってくる場合もありますが、意図的につくることができるものです。**ご機嫌になるのに必要なのもまた、ちょっとしたテクニックと意欲**なのです。

思慮が浅く見える、ネガティブな感情をすぐに吐き出す人

嬉しさ、喜び、愛おしさ、悲しみ、怒り、嫉妬、後悔……人はさまざまな感情のなかで生きています。自然と生まれてくる気持ちは、人間の本能的な反応。ですから無理に抑え込む必要はありませんし、「こんなことを思うなんて」などと思わなくてよいのです。それらの感情も、あなたの大切な一部として尊重してください。

ただ、湧き出てきた感情を外に出すときには注意が必要です。「あなたといると楽しい」「〇〇ができて幸せ」といったプラスの感情は、相手の気持ちも明るく照らし、お互いの間に安心感や一体感も生むものですから、惜しみなく表現してよいでしょう。

悲しみの感情も、吐き出すことでメンタルが安定したり、気持ちの整理がつきやすくなったりするものですし、打ち明けてもそこまで問題にはならないと思います。

それよりも注意が必要だと感じるのは、怒りや憎しみ、嫉妬など、特定の相手に対するマイナス感情を、瞬間的に発してしまうことです。

そのような**ネガティブな感情を抱くこと自体は、自然なことですから自分を責める必要はありません。ただ、それを思ったままに口にしてしまう人は、とても思慮が浅く見えてしまいます。**

たとえばコミュニティの中の誰かが輝かしい成功を収めたときなどに、つい足を引っ張るようなことを言ってしまいたくなることもあるかもしれません。でもそこをぐっと堪《こら》えるのです。そのような発言をしたところで、「あの人、嫉妬しているんだな」「必死になっちゃって、格好悪いな」と哀れに思われてしまうのは自分です。

つい感情的になって言葉を発しそうになったときにも、いったん立ち止まってみるということを習慣にしましょう。そして、その発言をした自分がどう思われるか想像してみるようにすれば、いたずらに評価を下げることはなくなるはずです。

自分の感情の「トリセツ」を持つのはご機嫌上手の第一歩

感情に振り回されないためには、自分の感情のパターンを知っておくことが大きな効果をもたらします。自分の感情のトリセツ＝取扱説明書を持つのです。

どんな人にも、多かれ少なかれ、性格が偏っている分野はあります。自分はどんな時に上機嫌になれるのか、あるいはどんな時にネガティブな感情を抱きやすいのか。そんなふうに自分の気持ちの「型」を理解することは、感情をコントロールするための第一歩となります。自分の傾向がわかるからこそ、対策をとることができるのです。

少し厳しい言い方をしてしまうと、感情のコントロールが苦手な方は、いつも同じパターンを繰り返してしまう傾向にあります。いつも同じ相手にむしゃくしゃする、毎回同じシチュエーションで不愉快になる……と、ある程度型にはまっていることが多いのです。

だからこそ、まずは自分の感情のクセに気が付くことがとても重要になります。

おすすめは、ノートを用意して、一日の終わりに、その日の出来事と、それによってどんな気分になったのかを丁寧に書き留めてみること。

遠く離れた親戚から久しぶりにメールが来て、嬉しくなった。

友人の○○さんの一言で、なんだかもやもやとした気持ちになった。

初めての作家の本を読みだしてみたら、面白くて夢中になった。

そんなふうに、細かく書いてみるのです。続けるうちに、自分の感情パターンが把握できるようになってくると思います。それができたら、意識的に自分の幸福度が上がる行動を増やしていくのです。**自分の感情パターンを理解し、そのために適切な対応をとれるのは、賢い大人のたしなみ**だと思います。

物事はできるだけ軽く、軽く考えるのが賢く生きる秘訣

ネガティブな感情にとらわれない生き方をするためには、何事も軽く受け止めるという、ある種の「気楽さ」「いい加減さ」が大切なのだと思います。前の項目もそうですが、「絶対に負けたくない」「悔しい」などと思うからピリピリしてしまうのです。

とある会社で、気難しいクライアントを担当するよう命じられた人がいました。そのクライアントはちょっとしたことでも難癖《なんくせ》をつけてクレームをよこすということが常態化していて、挙句の果てには担当者の交代を要求するということが多発していた

と言います。

そのクライアントの新たな担当者に誰もが同情しましたが、当の本人は、「誰が担当しても駄目だったんだから、自分も気楽だよ。もしかしたら、担当期間の最短記録を更新しちゃうかもなあ」と能天気に言っていたそうです。

彼の態度に対してはいろいろと意見もあるでしょうが、このくらいの**ゆるさ、いい加減さが、ご機嫌に生きていくためには必要不可欠**なのではないでしょうか。

対照的に「こんな大変な取引先を任されちゃって、どうしよう。もし失敗したら……」などと重苦しく受け止めるタイプの人とでは、感情の在り方がずいぶん変わってくるはずです。

賢く、建設的なものの考え方ができる人は、あらゆる状況下で冷静さを失いません。たとえば何名かでチームを組んで仕事を進めていたときに、その中の一人がミスをし、納期に間に合わないかもしれないという事態が起きたとします。

こういったシチュエーションにおいて、物事を重く、悲劇的に受け止めるタイプの上司は、パニックに陥ります。「君のお陰で作業に遅れが出る！　どうやって責任をとるんだ！」などと、ヒステリックにその部下をなじってしまうかもしれません。

けれど、起きてしまったことは起きてしまったことなのです。ですからここで大げさに騒ぎ立てても、周囲を混乱させ、ミスした部下を萎縮《いしゅく》させてしまうだけ。賢い上司はそのことをよく理解しているので、**「ではどうするか」を先決して考え、的確な判断を下していく**ことができるでしょう。

パニックに陥りそうになったときは、**「今はともかく」**を合言葉にしてみてください。「今はともかく、トラブル解決に集中しよう」のように自分に言い聞かせることで、むやみに焦りや怒りの感情に引っ張られることなく、本来やるべきことに淡々と注力できるはずです。

100点なんて目指さない。自分を褒められる人は人生がうまくいく

結局、**人は満たされていないと、上機嫌になることはできません**。欠乏感や不足感を抱いているとき、人の気持ちはすさんでいきます。

ですから自分をご機嫌にするための一つの術《すべ》として、日常のなかで、どんどん自分のことを褒めてあげるようにしてください。たとえ思った通りにいかなくても、望んだ結果が出なくても、できたことに丁寧に目を向けて、自分を思いっきり励まし、元気づけるのです。

自分で自分を褒めることで人は上機嫌になれます。まるで魔法にかかったように、心がきらめき出すのです。

何かというと不機嫌になりやすい人は、たとえば「今日は押し入れと棚の整理をしようと思ったのに、押し入れの半分も終わらなかった」といった具合に、自分を責めてくよくよします。反面、いつも上機嫌な人は、「目標には届かなかったけれど、押し入れをここまできれいにできた！　私ってすごい！」と自画自賛するのです。

とにかく、どんな小さなことでも、めいっぱい自分を褒めて労い、励ますことです。アドラー心理学でも、「小さな成功を喜べる人は、そこから勇気づけを得てさらなる前進をしようとする人」と言われています。

第三者から見たらどれほど些細《ささい》なことだったとしても、自分の素敵なところや頑張ったところを見つけて褒められる人は、ずっと成長し続けられる人なのです。

自分を褒めたり、鼓舞したりするということはまた、自分にポジティブな暗示をかけるということにもなります。

アメリカの心理学者であるバートラム・フォアが行った心理実験に、それがよく表れています。

彼は学生たちに対して行った心理検査に基づいて性格を分析し、一人ひとりに「あなたはこんな人」というレポートを渡しました。その結果、およそ8割の学生が、「自分の性格をよく分析している」と感じたそうです。

しかし、実はこのレポートは、既存の文章をつなぎ合わせてつくったデタラメなもので、しかも全員に同じ内容を渡していました。それにも関わらず、大多数の学生が、自分によく当てはまっているという感想を持ったのです。

もちろん有名な心理学者のレポートだから信用できる、という思いも大いにあったことでしょう。しかしながらそれ以上に、レポートに書いてある内容がポジティブなものだったことも大きな要因だったようです。人は自分への肯定的な言葉は、素直に受け入れる傾向が強いということです。

であれば、**自分で自分に日々、ポジティブな言葉がけをすることで、素敵な暗示にかけてあげればよい**のです。

あなたは無条件にすばらしい存在

自分で自分を肯定し、応援することの大切さをお伝えしました。

ただ、何かを頑張ったときや目標を達成したときなどに自分を褒めたりするのは大賛成ですが、「頑張れない自分はダメなんだ」という考え方に偏らないよう、注意が必要です。

条件つきではなく、あるがままの自分を認め、肯定する。幸せに生きていくためには、そのような健やかな自己愛が必須です。

自己愛が不足しているとき、人はマイナスの感情にとらわれ、不機嫌になります。

ここで、少年少女の話を例に考えてみましょう。

あくまでたとえ話ですが、たとえば男の子を切望していた両親のもとに、女の子が生まれたとします。

男の子がほしかった両親はがっかりし、そこまで愛情を注がずに育てたとします。ところがその娘が驚くほど容姿端麗《ようしたんれい》に成長し、中学校に入るくらいの時期から、「お宅のお嬢さん、綺麗ね。芸能人にでもなれるんじゃない?」などと人から褒められたりするようになりました。すると両親は掌返《てのひらがえ》しでその子を可愛がり始めたのです。


その時に少女のなかでどんなことが起きるのかというと、「私はルックスのよさで必要とされているのであって、私自身が愛されているわけではない」という、ある種、卑屈な思いが生まれてくるのです。

その結果、自分の美しさを異常にひけらかしたり、器量が自分より劣る人を見下したり、そういった人間になってしまうということが起こり得ます。**満たされない思いが、他人への攻撃的な思いや態度となって表れる**のです。

あるいは、たとえば年の近い兄弟がいたとします。弟に比べ、お兄ちゃんは愛らしい顔立ちをしており、幼少期から溺愛《できあい》されていました。ただ勉強は弟のほうがはるかに出来が良く、中学受験をして難関中学に合格した途端、周囲の大人たちの態度も一変しました。

そのとき弟がどのように感じるかというと、こちらも先の少女のケースと同様に、「勉強のできる自分に価値があるのであって、生身《なまみ》の勝負では決してお兄ちゃんに勝てない」という、屈折した思いを抱くようになるのです。そして結果的に、成績のよさを鼻にかけたり、勉強が得意でない人を馬鹿にしたりするようになったりします。

こういったことが起き得るからこそ、私は日頃から、「子どもを育てるときに、条件付きで愛してはいけない」と言っています。つまり、「容姿がよかったり、成績がよかったりするから可愛い」と思わせるのではなく、可愛いあなたの容姿がよくて嬉しい、成績がよくて嬉しい、ということを理解させてあげる必要があるのです。

子どもに対し、これは条件付きの愛情なのだという接し方をしてしまうと、「では条件をクリアしない自分には価値がないのか」と思わせてしまうことになります。

「生身のあなたがとても尊く、すばらしい存在なのだ」ということを伝えることが大切なのではないでしょうか。

この法則は、もちろんシニアにだって当てはまるでしょう。

多くの人が社会でしのぎを削ってきたことと思います。会社や組織のなかで少しでもよいポジションを得るために、命を燃やしてきた方もいることでしょう。

でも歳をとるということは、その得たものを手放すということです。役職や肩書といった、いわば「条件」の最たるものをリリースするということなのです。

そういったときに、**「自分は自分であるというだけで価値がある」と思えるということは、究極の自己愛につながる**のだと思います。

この歳まで頑張って生きてきたあなた、そして、人生をよりよくしようとしているあなたは、すばらしい価値のある人です。それを受け入れ、無条件に自分を愛してあげてください。

人のよいところを褒める人は余裕と知性を感じさせる

自分を褒めるのと同様に、ぜひ人のことも褒められる人になってください。

基本的に人は、自分が不満を抱えていると、人を攻撃したり、批判的になったりするものです。逆に言えば、**人を褒められるということはそれだけ心に余裕があるということ。人を上手に褒める人は、懐《ふところ》の深さを感じさせます。**

何より、褒められて悪い気がする人はあまりいません。自分の言葉で相手の心が華やぐのなら、言ったこちらも嬉しいですよね。

褒めるという行為は、実はクリエイティブな作業です。たとえば本書でも例に出しましたが、不倫が発覚した芸能人がバッシングされているとき、私はあえてその人のよいところを探し出し、褒めることを普段から推奨しています。大前提として、不倫は当事者間の問題であり、外野がとやかく言うことではないと思っていることもあるのですが、世間に便乗してその人を一緒に叩くのはあまりにも面白みに欠け、人としての優しさも感じられないと思うからです。

目の前の人の素敵なところを見つけ、言語化する。その流れのなかで、脳は大いに活性化するでしょう。

日本人は人を褒めたり、素直に好意を示したりするのが苦手な人が多いですよね。けれど、相手に歩み寄りたい、相手の役に立ちたいという思いを抱き、その気持ちを表現するのは素晴らしいことです。

また、**人には「好意の返報性《へんぽうせい》」というものがあります。これは、相手から好意を示されると、自然とこちらも好意を持つようになるという性質のことです**。つまり人を素直に褒めることで、その相手との間に、良好な関係性が築かれるということです。

おめでたい思考ができる人は頭も運もよくなっていく

「おめでたい人だね」という表現は、一般的にはちょっと嫌味や皮肉を交えたものとして使われますよね。「身の程知らず」とか、「能天気」といったニュアンスを含む言葉として認識されていますし、言われて愉快な気分になるようなものではないでしょう。

ですが、**ご機嫌に生きようと思ったら、どんどんおめでたい人になってください**。

私が思うおめでたい人とは、以下のような人たちです。

どんなに現状が厳しく思えても、明るい未来を信じられる。いろいろなことがうまくいかなかったとしても、「自分ならきっとできる」と曇りない気持ちで思える。

最悪と思える境遇においても、よい面を見つけ出せる。

このような人たちは、おめでたい思考回路を備えた人だと言えるでしょう。たとえて言うならば、ホリエモンのように「刑務所に入ったら健康状態がよくなって痩せられる」と考えるような、徹底した前向き思考の持ち主のことを指しているのです。

これからの人生を賢く、幸せに生きようと決意したのなら、裏付けなど一切なくてかまいませんので、「自分はきっと大丈夫」「もっともっと幸せになれる」と思い込んでみてください。

スピリチュアルの世界ではよく、「明るい気持ちでいればよいことが起きる」などと言われますね。これは行動心理学や認知心理学の面から言っても、真理と言えます。つまり、人の思考や行動には、その人のものの見方＝認知が大きく影響を与えます。

人は自分が思い込んでいる通りに物事を解釈し、それに沿った行動をとるのです。

わかりやすく言うと、人には自分にとって都合のよい情報ばかりを集めたがる習性があるということです。これを「認知の歪み」と言います。仕入れた情報を認知する際に、自分に有益なようにバイアス（偏り）がかかるのです。

たとえば、「自分は運が悪い」と思い込んでいる人がいるとします。その人は前提が「自分は不運だ」というものなので、よくないことばかりが目につき、自分がいかにツイていないかの証拠集めをしながら生きているかのようなものです。些細なことでも思わしくないことが起きるたびに「ほらやっぱり、私はツイてない」と卑屈になります。

そのような態度で生きていれば、どんどん負の連鎖が起こり、常に不満を抱えて生きることになるでしょう。

一方、**「自分は運がいい」とおめでたく認識している人は、「自分は幸運」であるということを裏付ける出来事を見つけるのが上手**です。

ちょっとしたことにも感謝しながら日々を過ごし、そのたびに「やっぱり俺ってツイてるんだ！」と喜ぶので、どんどんよいスパイラルが起きていきます。

「自分ならできる」と果敢に物事に挑戦できますし、たとえ失敗したとしても、「うまくいかない方法がわかってよかった」と前向きに進んでいくことができます。もちろん周囲の人からも好印象を持たれるでしょう。結果として、どんどん人生によい波が起きていきます。

芸能人同士のカップルを見て感じた方も多いかもしれませんが、絶世の美女と結婚する男性は、必ずしもずば抜けてイケメンだったり、ハイスペックだったりというわけではありませんよね。

彼らに共通するのは、ある種のおめでたさなのだと思います。「自分なら彼女の心を射止められる」という自信と楽観性があったからこそ挑戦へと駆り立てられ、見事、想いを成就させることができたのでしょう。

運・不運やツキといった概念は、決してオカルト的なものではありません。実は**考えている以上に、運のよさや悪さは、自分でつくり出すことができるもの**なのだということを理解する必要があります。

「自分はツイている」と思い込むほどに、その通りの人生が展開されていきます。

賢さも同じです。根拠などなくても、「自分は頭がよい」「これからどんどん賢くなっていける」と思い込んでください。学生でも、**成績のよい生徒ほど、「やればできる」「やって損はない」という思いで勉強に打ち込みます**。その結果、ますます成績が伸び、低迷する生徒との差が大きなものとなっていくのです。

反対に、「自分はバカだから」などの言葉や思いも、今後はぜひ封じてください。自分のことを賢くないと思うほどに、その通りの人生が展開されていってしまいます。

素敵な人生をつくるのは素敵な認知です。ぜひ、「ポジティブな暗示」を自分に植え付けてあげましょう。

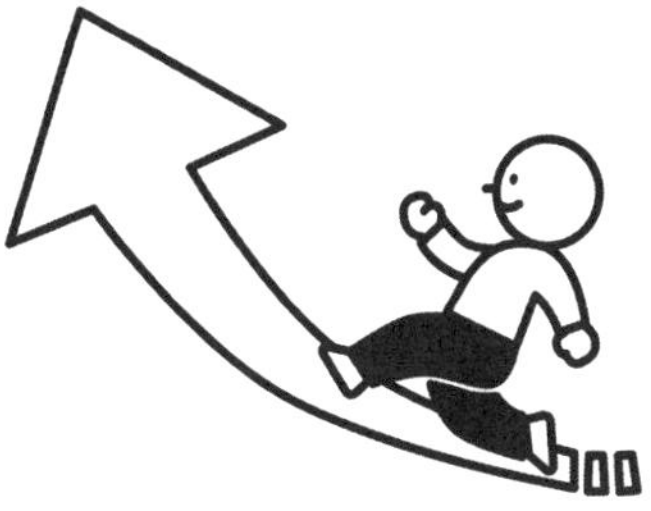

「自分ならできる！」と思える人は、
知力も運も上向いていく

「自分ならできる！」と根拠なく思える人は知性も人生も上向いていく

おめでたい人間になるためには、今後はぜひ「どうせ自分なんて」「もう歳だから」などといった言葉は禁句にしましょう。

根拠などなくても「明日の自分はもっと成長している」「これから人生はもっと楽しくなる」と固く信じてよいのです。

アドラー心理学では、**人は自分に価値があると思えるときに勇気が持てる**とされます。「私は素敵な人間だ」「私ならきっとできるはず」という思いが、自分を奮い立たせるエネルギーになるということです。

その結果、前向きに努力をすることができるようになり、結果的に賢くなったり、望んでいた成果も得やすくなったりするという好循環が生まれるでしょう。

身内の話で恐縮ですが、私の弟も東大を卒業しています。

彼は中学受験に失敗して灘中に落ち、お世辞にもレベルが高いとは言えない私立中学に入学しました。そして不登校気味の時期を経てその中学と同じ高校へ進みましたが、そこは10年に一人くらいしか東大には行かないような、言い方は少々悪いですが、やや中途半端な進学校でした。

弟はそこで60番くらいの成績でしたので、順当に行って、関関同立などに進学するのだろうなと周囲は予想していました。

ところが当の本人は、私が受験の要領をつかんで東大に合格した様子を間近で見ていたため、「僕が今このくらいの成績なのは、勉強の仕方が悪いからだ。兄貴の勉強法を教えてもらえれば、自分も東大に入れるはずだ」と言い出したのです。

そして私が東大合格のノウハウを彼に教えた結果、宣言通り東大に合格してしまったのです。弟はその高校創立以来、二人目の東大文科Ⅰ類の現役合格者となりました。

決して、私が弟を東大に入れようとして働きかけたわけではありません。おめでたい人間だった弟が、当時の彼の実力には見合わなかった「東大合格」という目標を掲げて前向きに取り組んだからこそ、無謀《むぼう》に思えたゴールにたどり着くことができたわけです。

さらに弟が東大に合格した翌年は、その高校から7名の東大合格者が出ました。それまでは10年に1人だったにも関わらず、です。**「あの人でも東大に受かったなら、自分もできるんじゃないか」という気持ちになり、挑戦する生徒が増えた**ためです。

こんなふうに、「おめでたさ」は伝播《でんぱ》するものです。そして**「自分にもできる」という思いは、定説や歴史を軽々と覆し、逆転ホームランを打たせてくれる**のです。

残念なことに今、世代を問わず、世の中全体に「どうせ……」という諦めムードが漂っているように感じています。

それを物語る現象の一つが、阿部寛さん演じる熱血教師が、落ちこぼれ生徒たちを東大合格へと導くテレビドラマ『ドラゴン桜』の反響の度合いの変化です。

2005年にこのドラマの第1シリーズが放映されると、にわか東大受験ブームが瞬時に巻き起こり、その年の東大の受験希望者が増えたそうです。さらに、このドラマから派生した問題集や参考書も非常に好調な売れ行きを見せました。

ところが、その16年後の2021年にドラマの第2シリーズが放映されたわけですが、視聴率は第1シリーズと同様に好調だったにも関わらず、第1シリーズの時のような東大受験ブームは起こりませんでした。ドラマに関連した参考書などが売れたという現象も特には起きなかったようです。

私の受験勉強法の書籍も、昔ほどは売れ行きが伸びなくなっています。

もちろん、世の中の変遷などさまざまな事情があるのでしょうが、私には、「勉強法を工夫したところで、どうせ自分には東大なんて無理だ」と最初から諦めている若者が増えているように思えてならないのです。

そんなふうに、**どことなく後ろ向きなムードが蔓延《まんえん》している時代だからこそ、ぜひシニアの皆さんには、先陣を切って「おめでたい」人間になっていただきたい**と思うのです。そして日本を明るく照らしてください。

最初から結果を決めつけ、チャレンジを放棄してしまうのは、輝かしい未来を自ら手放すということになります。

受験を例にすると、東大入学を目指して勉強に励めば、仮に東大に合格できなかったとしても、難関私大に受かるなどの可能性は大いにあります。東大を目指して努力したことで、必然的に学力が上がり、目指さなかった場合に比べ、はるかに高いレベルの大学に進めるでしょう。

ですから、何事もまずはやってみるということが大切なのだと思います。

そして仮にうまくいかなかったとしても、気にする必要はありません。それはうまくいかない方法を一つ見つけただけのこと。私の弟のように、**「自分がダメなのではなく、やり方がダメだっただけだ」**という発想で、ポジティブに挑戦し続けていけばよいのです。

何十年にもわたって世界中を魅了し続けている『ハリー・ポッター』シリーズの原作者、J・K・ローリングは、有名になる前はとても貧しいシングルマザーでした。当時彼女は、生活保護を受けながら、『ハリー・ポッター　賢者の石』の原稿を執筆していました。もし彼女が過酷な現実に負けて筆を折っていたら、歴史的作品の原作者になることはなかったのです。夢を見続け、努力し続けたからこそ、最終的に世界は彼女に微笑んだのでしょう。

何歳になっても、人生は小さな度胸試しの連続であり、その一歩を踏み出すたびに世界が広がっていくものです。**自分なら奇跡も起こせると信じられる人は、たとえ不遇な状況に置かれたとしても、その時期を乗り越えることができます**。その結果、迷いや恐れに打ち勝ち、思いがけないかたちで願いを叶えることもできるのでしょう。

誰かと比べるのは無意味。知性ある人の合言葉は「自分は自分」

無条件に自分を肯定し、上機嫌に生きるためには、「人と比べる」ということは今すぐやめましょう。

私は、**人と自分を比較するという行為は、賢く生きるということとは対極にあるものだと思っています。**

60代以降、うつ病のリスクは上がります。その大きな要因は、あらゆる面で個人の差が広がる年代に入ってくるからでしょう。

自分は定年退職したが、あの人はまだ社会で活躍している。
自分は家族を失くしたが、あの人の家族は元気だ。
自分は体の調子がずっと悪いが、あの人はいつ会っても元気だ。

そんなふうに、さまざまな要素で違いが生じやすいがゆえに、「あの人に比べて自分は恵まれていない」と、差を痛感したときに落ち込んでしまうのです。

こういった感情には致し方ない部分もあると思います。けれど、老年期に差し掛かった今こそ、ぜひ**「私は私」**を合言葉にしてみてください。**幸せは、外野や人の状況によって左右されるものではありません。あなた自身の尺度で決めるもの**です。

物事を優劣や勝ち負けの枠の中でとらえようとすると、人生はとても生きづらく、後ろ向きなものになってしまいます。上には上がいますし、価値観もさまざまです。何かを比べ出したらキリがなく、劣等感にも頻繁《ひんぱん》に苛《さいな》まれることになるでしょう。

そして、「下を見て安心しようとする」こともまた、自分の進化を妨げてしまうことにつながります。どん底に落ちたとき、自分より状況が悪い人を見て満足したくなるのは、わからないことではありませんが、生産的とは言えません。

学生のケースを例にすると、最終的に望んだ成果を手にするような生徒は、たとえ成績が下降してきたときも、諦めないで上を目指し続けます。けれど、「自分より成績の悪い人がいるからまだ大丈夫」と安心しているような生徒は、さらに成績が下がっていってしまうのです。

恥ずかしながら、私もかつては勝ち負け思考の強い人間でした。子どもの頃から「常に人より賢くありたい」と考えるタイプだったのです。

その結果、勝敗によって機嫌が左右されるということが起きていました。

たとえば学生時代、自分が成績上位になってからは気分よく過ごしたのですが、勉強が嫌になって成績が悪かった頃は、いつも不機嫌で、クラスメイトのちょっとしたいたずらにも腹を立てたりしていたものです。

けれど、さまざまな経験を重ねたり、たくさんの高齢の方々を診療したりするなかで、人生観が変わっていきました。

社会的に成功を収めていても、いつも不満そうにしているシニアがいる一方で、金銭的にそこまで豊かでなかったとしても、楽しそうに日々を送っているシニアもいます。そういった様子を目にするうちに、「**人生を勝ち負けでとらえることに、あまり意味はない**んだな」と思うようになったのです。

そういった考え方の変化があったからなのか、最近では周囲から「和田さんは、なんだか昔より表情が明るくなりましたね」などと言われるようになりました。

私たちは人に勝つためではなく、幸せになるために生きています。だからこそ、誰かと幸せのレベルを比べっこするのは、「無意味」以外の何物でもありません。

人に負けない方法や人の優位に立つ方法を探し求めるのではなく、自分がどうやったらハッピーでいられるか、その方法を模索するほうが、はるかに賢明ですし、上機嫌な人生を叶えてくれると思います。

他人の発言や態度に一喜一憂するのは、他人に操られているのと同じ

上機嫌に生きるためには、人と比較するのはやめるのがベターだと言いましたが、同じように、人からの傷つく言葉や態度を気にすることも、楽しく、賢く生きるためには御法度《ごはっと》です。

たとえば誰かから、悪意のある言葉をかけられたり、心ない態度をとられたりしたとします。そんな時には、大人な態度でさっと受け流す、ということを意識してみてください。相手と同じ土俵に立ってやり返さなくてよいのです。こんなときこそ冷静に、感情をコントロールするのが頭のよいシニアです。

負の感情をぶつけてくるような人は、はっきり言って幼稚ですし、話にならない相手です。そんな人とは、まともに取り合わないのが一番です。

そして、もしその人の言動によって心が乱されたのなら、**「私は私、大丈夫！」**とつぶやいてください。それから、散歩をしたり、好きな映画を観たり、美味しいものを食べたりと、自分がご機嫌になれることをして心を満たすのです。

誰かの心ない言動によって感情が揺さぶられることだって、人間ですからもちろんあるでしょう。それは正当な感情ですから、否定しなくてよいのです。大切なのは、その気持ちを引きずらないこと、そして上手に気持ちを転換させることです。**無神経な相手に対する不快感を持続させるのは、あなたの大切な感情の無駄遣い**です。

とるに足らない人に心を乱されたままでいるなんて、実はとても無駄なこと。**相手の一挙一動に振り回され、嫌な感情を膨らませるなんて、まるでその人の操り人形にでもなってしまったかのようです。**

そんな状況は、賢いあなたが受け入れるべきものではありませんよね？

あなたの人生の主役はあなたです。ですから配慮のない人の言動からは軽やかに身をかわし、自分を幸せにすることに注力してください。

日本人は昔から「誰とでも仲よく」「みんなに優しく」という精神を重んじますが、人と人には相性というものがある以上、どうしたって自分と合わない人はいます。ですから、**合わない人は合わないのだと割り切る勇気が必要**です。嫌われることを恐れないでください。

そして我慢がならなくなったら、その人と距離を置いたり、そのコミュニティから離れたりしてよいのです。この国ではぐっと忍耐することが美徳とされますが、嫌な環境に身を置いて心身に支障をきたすのは、まったくもって健全ではありません。

基本的には、他人を変えることはできません。ですから自分で工夫して、自分の過ごしやすい状況をつくっていくのです。

孤独も素敵なもの。自分がご機嫌になれる「幸せリスト」を作ろう

人とコミュニケーションをとることの大切さを、これまでお伝えしてきました。人との交流を断ち、一人きりで殻に閉じこもるほどに、人は老け込んでしまいます。

ですがその一方で、「孤独を楽しめるスキル」も、高齢の方が賢く生きるために必須のものだと思っています。

シニアになるということは、配偶者や友人などを失くしたりと、喪失体験が増えるということです。そういったなかで、**孤独と上手に付き合える力は、人生に大きな意**

義を与えてくれます。

また、脳の老化をストップさせるという意味でも、嫌な人と我慢して付き合い、いたずらにストレスを溜めるくらいなら、堂々と一人を楽しむべきだと思います。

2020年にコロナウイルスが蔓延《まんえん》し始めた当初、私は世の中がすさまじく閉塞的になっていくなかで「今年は自殺者が例年より1万人ほど増加するのではないか」と危惧《きぐ》していました。

ところが意外なことに、自殺者の増加数は、私が予測した10分の1以下にとどまりました。

その理由として思い当たるのが、出社することなく、自宅などで仕事を行う「リモートワーク」「在宅勤務」が増えたことだと思います。

過去の調査で、**自殺の理由の4割が人間関係によるもの**だということが判明しています。ですからコロナ禍で自宅でも仕事ができるようになり、苦手な上司や嫌いな同僚と顔を合わせなくて済まなくなったことが、この結果に大きく影響したと考えられるのです。

自分の心を暗くさせる人と会うことは、時に人を死に追いやるほどに心身を蝕《むしば》むものなのです。ですから、そういった存在からは速やかに離れることが重要です。

若い時、働いている時は、嫌な人とも接触しなければいけない状況が多かったでしょう。波風を立てないように、自分の本音を押し殺し、我慢を強いてきたのではないでしょうか。

ですが、高齢になってまで、その習性を継続しなくていいのです。付き合う人はどんどん選り好みし、ストレスを蓄積させないようにしましょう。それができるのは、高齢になることの醍醐味の一つなのですから。**嫌いな人と過ごして神経をすり減らすくらいなら、一人で人生を謳歌《おうか》したほうがよほど建設的**です。

一人でもご機嫌に過ごせるよう、「自分を幸せにすることリスト」を普段からつくっておくのがおすすめです。好きな音楽を聴く、趣味に没頭する、お気に入りのスイーツを食べる、植物を愛でる、一人カラオケに行く……一人でも楽しめることはたくさんあります。

これは万事に言えることですが、**自分を支える柱は、一本ではなく複数本、持っておくようにしましょう**。「ここにしか自分の居場所はない」「あのグループを抜けたら終わりだ」といったように、1本しか柱がないと、それが倒れた時のダメージは大きくなります。一方、柱が複数本あれば、精神的なゆとりが生まれます。

孤独を大事に楽しめる人は、複数の柱を持つ、賢い幸せ上手と言えるでしょう。

ただ、孤独は素敵なものですが、孤立はやはりよくありません。**高齢になってからでも、新しい人間関係はつくれます**。なにも親密な友達にならなくてもよいのです。たとえばいつも道ですれ違う人に、気軽に言葉をかけてみる。そんなところから始めて、自分の世界を広げていきましょう。

認知症より怖い老人性うつに気を付ける

認知症と非常に見分けがつきづらいものですが、老人性うつにも注意が必要です。

食が細くなり、夜中に何度も目が覚める。何をするのも億劫で、生きる気力がない。

こういった兆候が見えたら、「年だから仕方ない」「加齢で気弱になっているだけだ」などと決めつけてしまう前に、老人性うつ病を疑ってみてください。

うつ病になる高齢者は多いにも関わらず、認知症と違ってあまり問題視されていないのは、非常に危険なことだと思っています。

実際に認知症とうつ病の症状は似ていることが多く、見分けがつきづらいのも事実なのですが、本当はうつ病であるのに認知症と誤診されてしまえば、一番辛い思いをするのは本人です。現に、あちこちで自殺などの悲劇が発生しています。

老人性うつ病の場合は、抗うつ剤などの薬が若い人に比べて効きやすすく、適切な治療を受ければよくなるケースが多いのです。何かおかしいと思ったら、認知症と併せてうつ病を疑ってみるようにしましょう。

老人性うつ病を予防するのもまた、心と体をよく動かすことです。これまでにもお伝えしてきたように、自然の光を浴びながら散歩をすれば、セロトニンが分泌されて心が安定し、頭の回転もよくなります。とにかく体をまめに動かすことが大切ですから、家事を意欲的に行うのも大賛成です。

そして、何事もゆるく、楽天的に考えるようにしましょう。完璧主義や白黒思考は自分を追い詰めるだけです。**「まあいっか」を合言葉に**してみてください。

私が尊敬してやまないシニアは、よい意味での「適当さ」「いい加減さ」が魅力の高田純次さんです。あんなふうに生きられたら、笑顔あふれる老後を過ごせそうです。

人はどうせ死ぬ。だからめいっぱいわがままに生きる

私は2019年、58歳のとき、あまりの体調の悪さと体重減少のため、久しぶりに血液検査を受けたところ、異常な高血糖がわかり、「膵臓《すいぞう》がんの可能性が高い」と言われました。

もともと私は血圧が高いこともあって、長生きできないことを覚悟していましたが、その出来事によって、初めて自分の死をはっきりと覚悟しました。

そのときに私が下した決断は、**「どうせ死ぬんだから、自分のやりたいことを思いっきりやり尽くして最期を迎えよう」**というものでした。

結果的にがんは見つからなかったのですが、この時に感じたことは、私の人生観、死生観に今も色濃く影響を与えています。

人はみな、誰だってどうせ死ぬのです。ですからそれはもう仕方のないものとして受け入れて、今を大切に、自分の好きなように生きるのが賢い生き方だと思います。

逆説的ではありますが、「死にたくない」と思うほどに、人生の幸福度は下がっていきます。「死にたくない」「病気になりたくない」と常に怯え、不安を抱えることで、行動も思考の幅も狭まっていきます。

一方で、「どうせ死ぬんだし」と腹をくくれば、大胆なチャレンジだってできるようになるものです。その思い切りのよさが、これからの人生に華やぎをもたらし、ご機嫌な毎日を叶えてくれるでしょう。

結果的に長生きをするのは、わがままなシニアです。これまで精一杯、生き抜いてきたのですから、これからの人生をちょっとくらい自分本位に生きなくて、どうすると言うのでしょう。なにも、傍若無人《ぼうじゃくぶじん》に振る舞えというわけではありません。「これが私なんだから！」と多少のわがままさは受け入れて、思う存分、人生を満喫すること。

それが健康長寿の秘訣です。**アドラー心理学でいうところの、「人目の奴隷」になってはいけません。せっかくの楽しい時期が台無しです。**

お金も自分の楽しみのために、どんどん使いましょう。子どものために残そうと思われている方も多いかもしれませんが、それが望まぬ争いを生む種にもなり得ます。それよりも自分の幸福感を高めるためにお金を使い、経済を回していくほうがよほど生産的だと思います。ちょっと極端に聞こえるかもしれませんが、日本という資本主義社会の国のなかでは、お金は使うほどにハッピーになれますし、それによって周囲から大切にされるというのもまた事実です。それが自己肯定感のアップにもつながって、認知症やうつ病の予防にも効果を発揮すると思います。

そして、**人の手を借りたり、人に迷惑をかけたりすることに罪悪感を持たないでください。**これまで一生懸命、社会のために尽くしてきたのです。人生の終盤に差し掛かったときくらい、その借りを返してもらっても、罰は当たらないと思うのです。

死は誰もに訪れる。過剰に怖がらないのも賢さの一つ

仏教の教えの一つに、「生老病死」というものがあります。生まれ、老いて、病になり、死んでいくという、人間の一生を端的に表現した言葉です。

この言葉に表されるように、人は誰でも必ずいつか死ぬものです。それにも関わらず、多くの日本人が、死ぬことを過剰に恐れているように感じます。もう少し、「死」を自然なものとして受け入れられたなら、老後の人生はもっと晴れやかな気持ちで過ごせるのではないでしょうか。

実は死ぬ瞬間は、痛くも苦しくもありません。最後の段階になると意識が低下して、

眠りに落ちるような状態になるからです。そのことを知っておくだけでも、死に対する恐怖心は和らぐかと思います。

「生老病死」は、いわゆる「四苦」と言われるものです。私たちはこの世に誕生した時点で、生まれる苦しみ、老いる苦しみ、病にかかる苦しみ、死ぬ苦しみを背負っているということです。つまり、そもそも人生とは、思い通りにならないことに満ちているもの。それは誰もに平等に当てはまる真理です。そう考えると、かえって開き直れる気がしませんか？　予《あらかじ》め苦しみがプログラミングされているのですから仕方ありません。そのなかで最大限に人生を楽しむ方法を考えるのが賢明でしょう。

そして私は、**一人ひとりに決められた寿命があり、人はそれを全うするために生まれてくるのだと思っています**。一見偶然に見える寿命も、やはり前もって決められていたものなのです。

寿命の長さに本質的な意義の違いはありません。その人生、一つひとつに特別な意味があるのだと感じるのです。**どうせ寿命が決まっているのなら、思いっきりご機嫌に、楽しく人生を味わい尽くすのが、最高に頭のよい生き方なのではないでしょうか**。

本当の頭のよさとは、自分の人生に希望を抱き続けられること

ここまで一冊にわたり、「シニア世代が頭をよくする方法」についてお伝えしてきました。

本書にも書かれているように、賢くなるための方法は色々とあります。けれど、**60歳からの世代の方々にとって一番大切な「頭のよさ」とは、自分自身の人生に希望を抱き続けられるということ、これに尽きる**のではないかと思います。希望を持つことができてはじめて、この本に書いてあることを実践しようという気持ちになれるのですから。

「自分の人生はまだまだこれからだ」と思って嬉しくなる。
「昨日より今日、今日より明日、自分はどんどんパワーアップしていける」と信じられる。

そんなふうに自分の成長を信じてやまない人は、年齢に関係なくどんどん進化していくことができますし、生きることが楽しくて仕方なくなっていきます。結果的に、思ってもみなかったチャンスに恵まれたり、長年の願いが叶ったりといったことも起きやすくなるでしょう。

私はこれまでにたくさんのシニア世代の方を視てきたなかで、最近では**「人生のピークは遅い方がいいな」**と思うようになりました。若くして成功している人が羨ましくてたまらない時期もありましたが、**お楽しみは後にとっておくほうが、人生はわくわくするものになる**のではないのかな、と思えるようになってきたのです。

今、仮にあなたの人生が思わしくないものであったとしても、これから先にきっとよいことがあると信じてみてください。「今はちょっと下降気味だけど、この先の人生はもっとハッピーなものになるはずだ」と楽天的に考えられるかどうかが、この先の人生の幸福度を大きく左右します。

そしてまた、「**みんな意外と苦労しながら生きている**」ということを知っておくのも大切なことだと思います。

ひとたび自分に災難や困難が降りかかると、「どうして俺だけ」「私ばっかり不幸だ」と嘆きたくもなったりもするでしょう。

けれど、表に出していなかったとしても、人それぞれ、さまざまな苦難や悩みを抱えているものです。病気になったり、家庭内のトラブルが起きたり、金銭的な悩みが生じたり、大切な人を失くしたり……生きていれば誰もが、さまざまな試練に遭遇します。その都度、どうにかして乗り越えているのです。

すぐには立ち直れないことだってあるでしょう。絶望し、運命を呪いたくなることだってあるでしょう。ですがそんなときも、ゆっくりでよいですから、明るい方向を見つめるようにしてみてください。

どんなときでも希望の光は射しています。ここからどうすれば幸せになれるのか、ちょっとずつでもものの見方を転換させていくことで、光のあふれるほうへと歩みを進めていくことができるでしょう。

人は死ぬまで進化することができますし、時には死んでからだって進化し続けます。たとえばあなたが遺した優しい言葉や素敵な考え方が、あとに残る人たちの価値観をガラリとよい方向に変えたり、救ったりすることだってあるのです。

ですから安心して、**今、この瞬間からの人生を、めいっぱい楽しみましょう**。

これから先の未来に希望を持てることが、60歳以上の方々が身につけるべき、究極の賢さだと思います。

おわりに

何事も試してみる人は知性も人生も上向いていく

本書に最後までつきあっていただきありがとうございます。

とても長い本なので、読んでいただくだけでも、相当な努力が要《い》ったことと思います。

こういうことは最初に断っておくべきなのでしょうが、私はこの手の勉強法とか健康法とかは、書いてあることをすべて実行する必要はないし、自分にとって役立つと思う部分だけ読んでいただければいいと考えています。

こういう話をすると拍子抜けするものですし、不快な思いをされる方もいるかもしれませんが、頭がよくなるための知識は、取捨選択するにしても、材料として多いに越したことはないので、ご寛恕《かんじょ》いただければ幸いです。

それよりも、頭のよさというのは、姿勢とか態度の問題だと私は考えています。

私は受験勉強法の本をふくめて、幾多《いくた》の勉強法の本を書いていますが、私の勉強法を試してもうまくいかないことがあることは、十分承知しています。

ただ、試してみないことには、これまで通りの努力で、急に成績が上がることはほぼあり得ないのも確かです。試してみて、ダメならほかの勉強法を試せばいいだけの話です。そうしているうちに、成績が上がる人が圧倒的に多いのです。

実は、私自身も私の実の弟も、勉強のやり方を変えることで受験の成功を勝ち得ましたし、弟はそれを応用して、在学中に司法試験にも合格しました。

私自身も、勉強のやり方がよくわかっているから、いろいろな分野の本を書けているのですし、いろいろな仕事にチャレンジできるのだと思っています。

両親の学歴を考えると、これが生まれ持っての素質とはとても考えられません。

以降、頭のよさというのは、素質の問題でなく、やり方の問題なのだと信じるようになりました。

ゴルフ一つとってみても、前に飛ぶやり方を習わないままに、いくら練習しても、前に飛ぶようにならないでしょう。

話が少しそれましたが、いくらいい勉強法を知ってみても、試してみないことには結果は出ません。これからの人生で大切なのは、「何事も試してみる」という姿勢なのです。

たとえば、私は職業柄、何時間が睡眠時間のベストなのかを聞かれることがよくあります。

その時の答えは、「休みがとれるときに、5時間、6時間、7時間、8時間と睡眠時間を変えてみて、どの時間の時が一番翌日の調子がよいかを試してみてください」と答えます。個人差があるのですから、それが正解なのです。

自分に何が合っているか、どんな勉強が自分を伸ばしてくれるかなどは全部、試してみなければわかりません。

そして、何事も試してみる習慣がつけば、いろいろなことに挑戦していくうちに、誰も知らない知識が得られるし、頭も柔らかくなっていくのです。

本書を通じて少しでも生きる姿勢を変えていただけることがあれば、著者として幸甚この上ありません。

和田秀樹

参考文献

『自分の考えを「5分でまとめ」「3分で伝える」技術』和田秀樹著／KADOKAWA
『「おめでたい人」の思考は現実化する』和田秀樹著／小学館
『ハンディ版 感情的にならない気持ちの整理術』和田秀樹著／ディスカヴァー・トゥエンティワン
『感情的にならない本』和田秀樹著／PHP研究所
『六十代と七十代　心と体の整え方』和田秀樹著／バジリコ
『頭のよさとは何か』和田秀樹・中野信子著／プレジデント社
『80歳の壁』和田秀樹著／幻冬舎
『老いの品格』和田秀樹著／PHP研究所
『なぜか人生がうまくいく「明るい人」の科学』和田秀樹著／クロスメディア・パブリッシング
『80歳の超え方』和田秀樹著／廣済堂出版
『70歳の正解』和田秀樹著／幻冬舎
『50代からはじめる　老けない人の「脳の習慣」』和田秀樹著／ディスカヴァー・トゥエンティワン
『60歳からはやりたい放題』和田秀樹著／扶桑社
『どうせ死ぬんだから』和田秀樹著／SBクリエイティブ

和田秀樹 わだひでき

1960年、大阪府生まれ。東京大学医学部卒業。精神科医。東京大学医学部附属病院精神神経科助手、アメリカ・カール・メニンガー精神医学校国際フェローを経て、現在、和田秀樹こころと体のクリニック院長。国際医療福祉大学教授(医療福祉学研究科臨床心理学専攻)。一橋大学経済学部非常勤講師(医療経済学)。川崎幸病院精神科顧問。
高齢者専門の精神科医として、30年以上にわたって高齢者医療の現場に携わっている。
2022年総合ベストセラーに輝いた『80歳の壁』(幻冬舎新書)をはじめ、『70歳が老化の分かれ道』(詩想社新書)、『老いの品格』(PHP新書)、『老後は要領』(幻冬舎)、『不安に負けない気持ちの整理術』(ディスカヴァー・トゥエンティワン)、『どうせ死ぬんだから　好きなことだけやって寿命を使いきる』(SBクリエイティブ)など著書多数。

帯写真撮影　三浦憲治
ブックデザイン　小口翔平＋青山風音(tobufune)
イラスト　佐藤まなか
編集協力　地蔵重樹

脳と心が一瞬で整うシンプル習慣
60歳から頭はどんどんよくなる!

2024年10月31日　第1刷発行

著者　和田秀樹
発行者　矢島和郎
発行所　株式会社 飛鳥新社
〒101-0003
東京都千代田区一ツ橋2-4-3　光文恒産ビル
電話(営業)03-3263-7770　(編集)03-3263-7773
https://www.asukashinsha.co.jp

落丁・乱丁の場合は送料当方負担でお取替えいたします。
小社営業部宛にお送りください。

ISBN　978-4-86801-036-4

編集担当　藤井茜